KB237390

한궁의 이론과 실제

신체의 균형과 집중력을 높이는

한궁의 이론과 실제

초판　1쇄 : 2016년 1월 1일

지은이 : 한궁창시자 허　광
펴낸이 : 채주희
펴낸곳 : 엘맨

등　록 : 제10-1562호(1985.10.29)
주　소 : 서울 마포구 신수동 448-6
전　화 : 02-323-4060
팩　스 : 02-323-6416
메　일 : elman1985@hanmail.net
홈페이지 : www.elman.kr

마게팅 : 김연범(010-3767-5616)
마케팅지원 : 정수복

ISBN_　978-89-5515-567-9

정가 : 20,000원

신체의 균형과 집중력을 높이는

한궁의 이론과 실제

『한궁가』

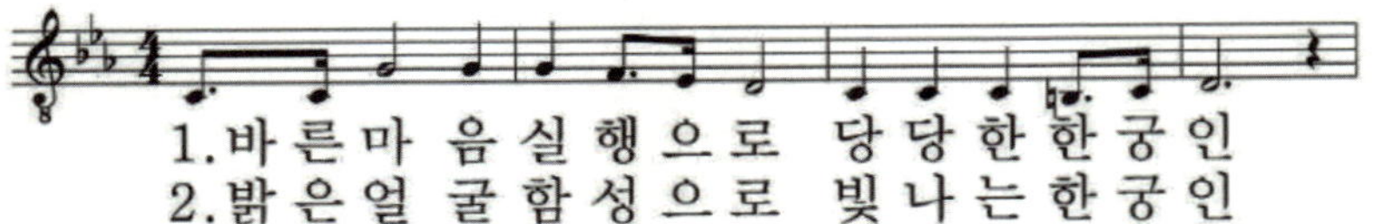

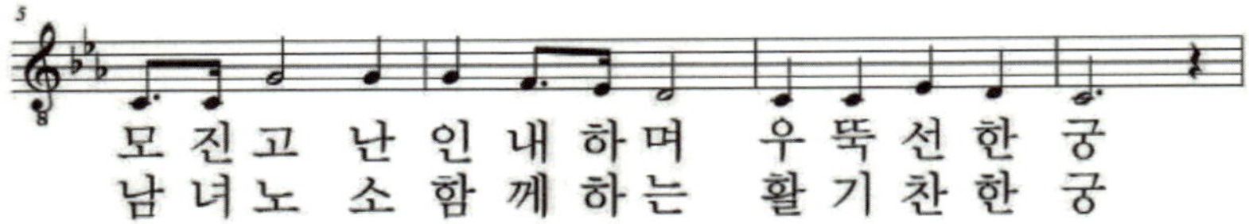

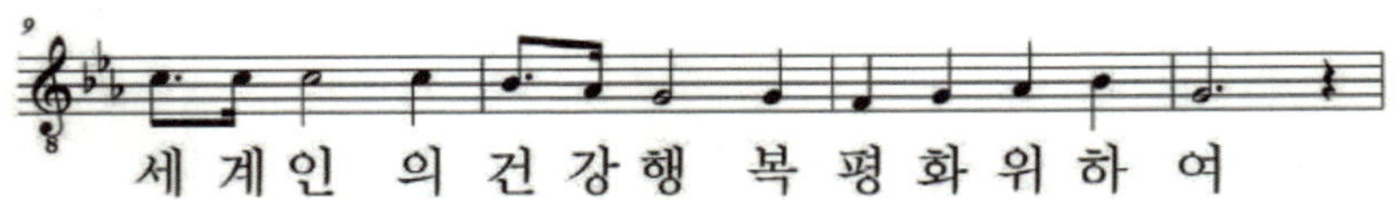

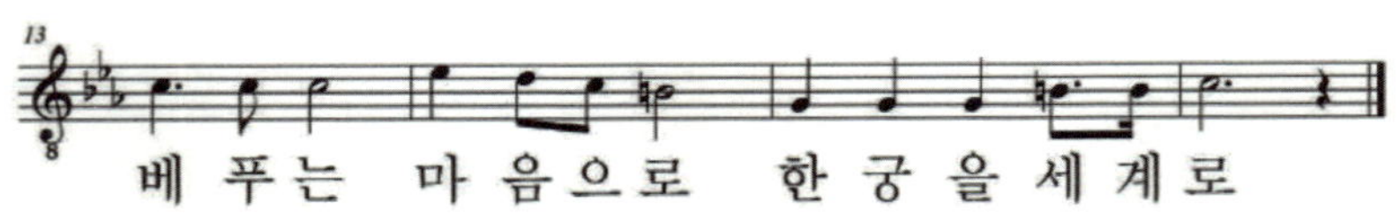

"한궁을 세계로!" 한궁가는 모든 한궁 행사의 공식노래이고 홍익인간의 정신을 받들고 한궁의 이념인 건강, 행복, 평화를 전 세계에 알리기 위해 만들어졌다.

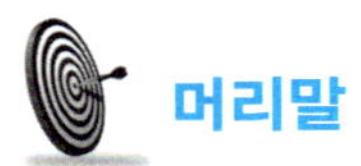

머리말

　안녕하십니까? 한궁창시자 허광입니다. 본인은 우리나라 생활스포츠 종목이 대부분 수입해온 것을 알고 한국 고유의 생활체육종목을 개발할 필요를 느껴 한궁을 창시하였습니다. 한궁을 세계적인 생활스포츠로 만들겠다는 뜻을 세워 전통놀이인 투호와 전통종목인 국궁 그리고 서양의 양궁과 다트의 장점을 접목하였습니다. 그리고 자석을 활용한 안전한 한궁 핀과 다중접점기술을 활용하여 점수가 바로 합산되어 흥미를 배가시킬 수 있는 한궁 보드에 한국적인 고유의 스포츠에 맞는 디자인과 경기규정을 만들어 대한민국 고유의 생활체육종목인 한궁을 창시했습니다.

　스포츠는 외국에서 들어와 보급하는 것이며, 서양의 엘리트체육이 아닌 한국에서 탄생한 스포츠는 인정하지 않는 분위기 속에서 한궁을 정부단체에서 인정하는 스포츠종목으로 등록하는 것은 불가능해 보였습니다. 이러한 상황 속에서 본인은 노인과 장애인, 유소년에 한궁을 소개하고, 대회를 개최하고, 강습회를 통해 한국의 대표적인 생활체육종목을 만들겠다는 일념으로 사력을 다해 활동해 왔습니다.

　본인은 세계 최초의 양손·양뇌 집중력 향상 생활체육인 한궁에 적합한 경기규정을 정하고 2009년 대한한궁협회를 결성한 후 한궁을 한국의 전통 생활체육으로 정착시키기 위해 노력해 왔습니다. 대한한궁협회는 2급, 3급

지도자 교육 및 심판교육의 보완과 한궁 강습회, 한궁 대회 등을 통해 한궁의 활성화에 사활을 걸고 열심히 노력해왔습니다.

그 결과 6번의 대한노인회장기 전국한궁대회 개최, 보건복지부 지정 노인체육종목 선정, 국민생활체육회로부터 노인체육용품으로 지정받아 보급하고 있습니다. 또한 전국적으로 2,000여 명의 심판, 1,000여 명의 지도자와 70만여 명의 한궁 동호인을 보유한 노인과 장애인의 대표적인 생활스포츠로 자리매김하게 되었습니다. 일본에서도 2012년 9월부터 일본장애인 한궁 대회가 열리는 등 한궁활동을 인정받아 문화체육관광부로부터 한궁이 스포츠 종목으로 인정받았습니다. 또 세계생활체육연맹(TAFISA)에서도 한궁이 국제적인 생활체육종목으로, (사)세계한궁협회가 국제종목단체로 승인을 받아 대한민국에서 탄생한 최초의 생활체육종목인 한궁이 세계적인 스포츠로 성장할 수 있는 기반을 다지게 되었습니다. 앞으로 그 동안의 성과에 만족하지 않고 초심으로 돌아가 노인체육, 장애인체육, 학교체육, 생활체육 부문에 한국전통 생활체육 종목으로 뿌리를 내리고 한궁이 세계적인 생활체육 종목이 되어 체육복지사회가 이루어지도록 더욱 노력하겠습니다.

이렇듯 한궁이 대중들에게 확산되면서 점점 한궁 지도자의 역할이 중요해지고 있습니다. 한궁은 지도자가 투구법과 경기 규정을 정확히 알고, 지도해야 한궁을 통한 집중력 향상 효과를 극대화할 수 있습니다. 그래서 한궁의 기본사항 및 투구법, 심판법 등 지도자로서 반드시 숙지해야 할 사항들을 『한궁의 이론과 실제』에 면밀히 정리했습니다. 이 책을 통해 지도자들이 한궁에 대해 정확히 알고, 지도함으로써 한궁이 생활체육으로의 정착에 밑거름이 되길 바랍니다.

이 책을 만드는데 많은 조언과 지도를 해 준 전도근 박사께 감사를 드립니다.

또한 그 동안 한궁 발전에 밑거름이 되어주신 안용순 고문님과 한궁 보급에 불철주야 힘을 다하는 정희종, 정기호, 윤우양 등 협회임원 모두에게 감사를 드리며 한궁 보급에 도움을 주신 전국의 모든 한궁인들께 감사드립니다.

특히 한궁대회 개최를 통해 한궁 활성화에 큰 힘을 주신 (사)대한노인회 이심 회장님과 한궁 세계화의 기틀을 만들어 주신 세계생활체육연맹(TAFISA)의 장주호 회장님의 지원에 감사드립니다. 한궁의 학문적 체계를 구축하는 데 도움을 주는 한국체육대학교 권봉안 교수님과 정국현 교수님 그리고 한궁을 학교체육과 스포츠인성교육실천 프로그램으로 인정해주신 인성교육실천범국민연합의 안양옥 회장님과 박찬규 사무총장님께 감사드립니다.

그리고 본인과 한궁이 현재에 이르기까지 10여 년 동안 한 길을 갈 수 있도록 이해하고 배려해준 아내 이옥희와 어머님, 아들 허도휘, 허도원에게 마음속 깊이 감사드립니다.

한궁을 사랑하는 많은 귀인들의 감사한 마음을 간직하고 더욱 노력하여 한궁을 한국의 창시형 21세기 전통생활체육으로 정착하고 전 세계로 퍼져나가도록 전력투구할 것입니다.

한국에서 탄생한 토종 한궁 생활체육이 다양한 세계한궁대회를 통하여 한민족을 하나로, 세계인을 하나로 만들고 건강하고 행복한 삶을 추구하는데 큰 역할을 할 것을 확신합니다.

한궁과 관련된 모든 분들에게 존경과 감사를 드립니다.

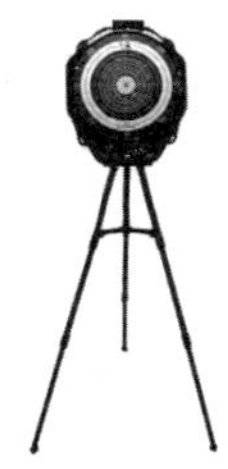

2015년 10월 10일

한궁창시자 / 세계한궁협회 회장 聖巖 허 광

차 례

I. 한궁과의 만남·······························13
1. 한궁의 개념과 탄생 / 14
2. 한궁의 비전 / 15
3. 한궁의 원리 / 17
4. 한궁의 장점 / 18
5. 한궁의 건강 효과 / 18
6. 한궁과 인성교육의 관련성 / 20

II. 한궁에 영향을 준 운동·······················23
1. 투호 / 24
2. 궁도 / 26
3. 양궁 / 29
4. 다트 / 32
5. 다트와 한궁의 비교 / 35

III. 한궁 용구·······························37
1. 한궁 보드(Hangung Board) / 38

2. 한궁 전용 받침대 (Hangung Stand) / 40

3. 한궁 핀 (Hangung pin) / 41

4. 한궁 핀 케이스 (Hangung pin Case) / 41

5. 한궁 거리판 (Meter Sheet) / 42

6. 한궁 가방 (Hangung Bag) / 42

7. 한궁 기준선 / 43

8. 점수 기록판 / 43

9. 한궁 경기번호판 / 43

10. 전자 호각 / 44

11. 사대 / 44

12. 기타 용구 / 44

13. 유니폼 / 44

14. 심판복장 / 45

15. 한궁넥타이 / 45

Ⅳ. 한궁 경기를 위한 쥐기와 투구 자세 ············· 47

1. 한궁 핀 쥐기 / 48

2. 투구 자세 / 49

3. 장애인 투구 자세 / 50

4. 투구 시 기본자세 / 52

5. 투구 시 호흡 방법 순서 / 52

6. 한궁 투구 순서 / 53

7. 한궁의 잘못된 방법 / 54

V. 한궁 경기 규칙·····59

1. 경기 방법 / 60

2. 점수기록 / 60

3. 주심과 부심의 위치 / 61

4. 경기장 / 61

VI. 한궁 경기 순서·····63

1. 팀 편성 / 64

2. 참가선수 등록 및 준비사항 / 64

3. 주심 및 부심 배치 / 65

4. 한궁 경기장 설치 / 65

5. 선수 / 69

6. 득점 인정 및 무효 / 70

7. 심판 / 72

8. 한궁 기록카드(KH카드) 활용 / 73

VII. 심판법·····79

1. 심판의 역할과 위치 / 80

2. 심판의 권한 / 81

3. 부심의 자세와 역할 / 83

4. 시합 진행시 심판의 의무 / 84

5. 심판 자격증 / 85

Ⅷ. 한궁의 지도방법 ························ 87

   1. 한궁 선수의 기본자세 / 88

   2. 한궁 스트레칭 / 90

   3. 한궁 초보자 지도 / 93

   4. 한궁 초보자 기본 교육방법 / 95

   5. 한궁 반칙 안하는 방법 / 98

   6. 한궁 양손 운동과 신체균형 / 101

   7. 한궁 지도자 자격증 / 103

Ⅸ. 한궁 스포츠인성교육실천 프로그램 ········ 105

   1. 한궁 스포츠 인성프로그램 개발 배경 / 106

   2. 한궁 스포츠 인성프로그램 목표 / 109

   3. 한궁 스포츠 인성프로그램 실행장소 및 대상 / 117

   4. 한궁 스포츠 인성프로그램 특징 / 121

   5. 한궁 스포츠 인성카드의 활용 / 123

   6. 한궁 스포츠 인성 단원학습 지도계획 / 134

부록 ························ 149

   1. 한궁 해설 / 150

   2. 한궁 연혁 / 156

   3. 각종 양식 / 175

   4. 심판 자격 관리운영 규정 / 179

   5. 지도자 자격 관리운영 규정 / 182

   6. 세계 한궁협회 소개 / 187

I

한궁과의 만남

1. 한궁의 개념과 탄생
2. 한궁의 비전
3. 한궁의 원리
4. 한궁의 장점
5. 한궁의 건강 효과
6. 한궁과 인성교육의 관련성

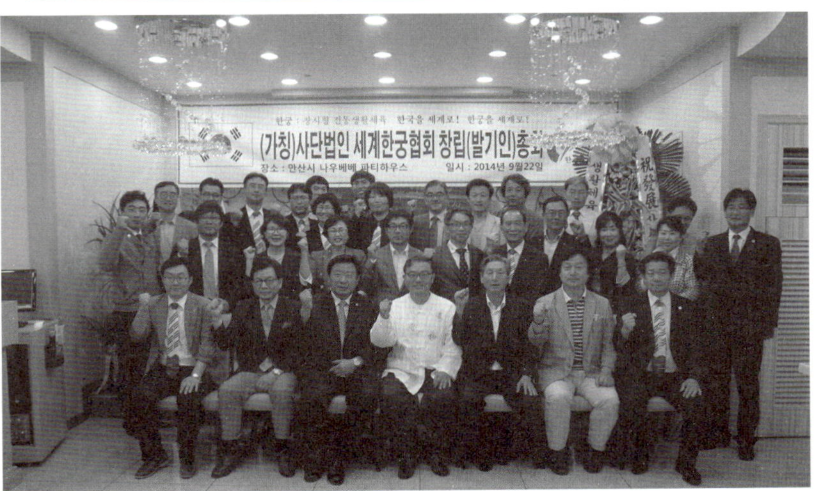

1. 한궁의 개념과 탄생

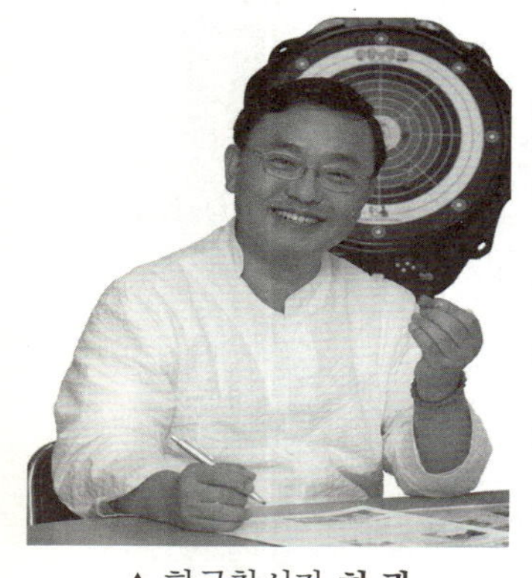

▲ 한궁창시자 **허 광**

한궁(韓弓)은 한궁 핀을 한궁 표적판에 던져서 점수를 매기는 운동이다. 한궁은 실내와 야외 어디서나, 남녀노소 누구나 즐길 수 있는 생활체육이다. 한궁은 창시자인 허광에 의해 한국에서 만들어진 전통생활체육이다. 창시자인 허광은 평소 생활체육에 대한 관심을 가지고 있었다. 대부분의 생활체육이 외국에서 도입된 것을 보고 한국형 생활체육을 만들어야겠다는 일념으로 한국의 전통운동과 서양의 운동의 장점들을 접목하여 한궁이라는 전통생활체육을 만들었다.

한궁은 한국의 전통운동인 궁도에서 경기 규칙을 가져왔으며, 한국의 전통놀이인 투호에서 던지는 방법을 가져왔다. 그리고 서양에서는 서양의 양궁에서 점수 집계 방법을 가져왔으며, 다트에서는 힌트를 얻어 한궁 핀을 만들었다.

이처럼 한궁은 각 종목의 장점만을 모아 만든 생활체육으로 집중력과 판단력을 높이는 효과적인 운동이다. 여기에 한국 고유의 IT기술과 안전한 한궁 핀을 접목하여 진정한 생활체육인(SPORT FOR ALL) "안전하고 언제 어디서나 함께 할 수 있는 스포츠"에 적합한 경기규정을 만들어 탄생한 스포츠이다.

한궁은 처음에는 개인의 취미 활동으로 시작하여 점차 한궁 인구가 증가함에 따라 2009년 7월에 대한한궁협회 창립총회를 시작으로 한궁 대회를 전국적으로 개최하고 있으며, 점차 세계 여러 나라에서 한궁 대회가 개최되고 있다. 한궁은 창시형 생활체육종목으로 정착하고 있고, 세계적인 생활체육종목으로 성장하고 있다. 앞으로 한궁은 세계 생활체육의 범위를 노인, 장애인, 어린이, 여성으로 확장하는 중요한 역할을 하는 생활스포츠 종목으로 발전하게 될 것이다.

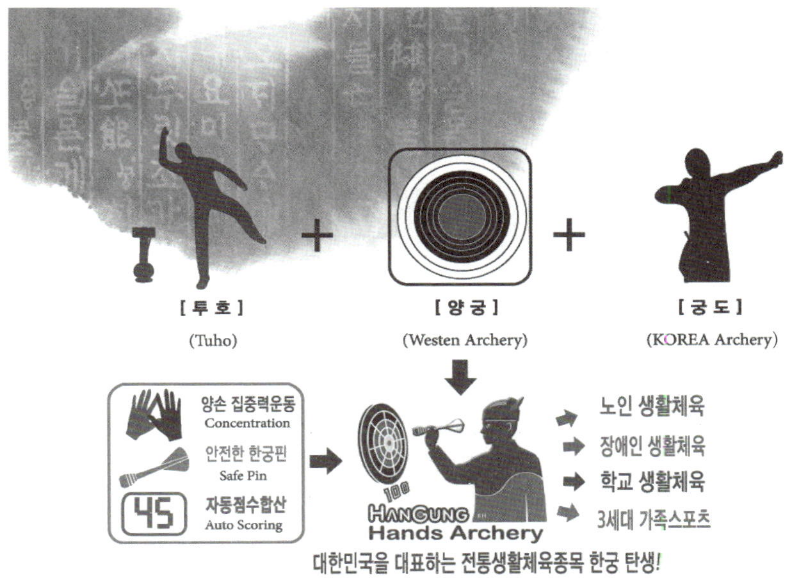

2. 한궁의 비전

한국의 전통생활체육인 한궁은 세계적인 3세대 가족 생활체육 종목으로 정착하는 것을 궁극적인 목표로 삼고 있다. 이를 위해서 한궁은 홍익인간의 정신을 받들어 남녀노소, 장애인이 계층 간, 국가 간, 종족 간의 차별 없이 모든 사람들이 건강하고, 행복하고, 평화로운 세상에서 살 수 있도록 하는 것을 비전으로 삼고 있다.

한궁의 정책을 개발하고 기획하기 위해서 정책기획심의위원회를 두고, 회원과 심판의 전문성을 교육하기 위하여 교육연수원을 두고 있다. 그리고 한궁의 실질적인 사무와 운영을 위해서 사무국을 두었다. 사무국 밑에는 홍보기획실, 경기운영부, 국제협력부, 한궁심판지도자 조직위원회, 한궁 학교체육조직위원회, 한궁봉사위원회, 한궁보건증진위원회 등을 두고 있다.

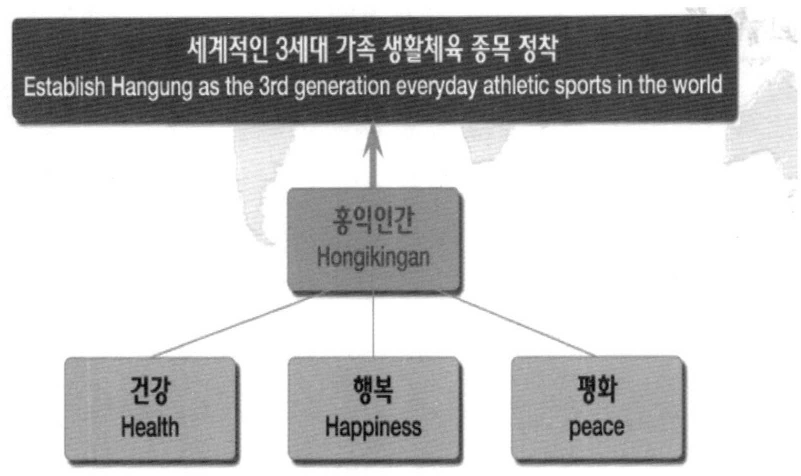

한궁은 홍익인간의 정신을 받들어 남녀노소, 장애인이 계층 간, 국가 간, 종족 간, 종교 간의 차별이 없고, 한궁의 정신은 건강, 행복, 평화로서 세계인들이 언제 어디서 누구나 다 함께 할 수 있는 3세대의 가족 생활체육종목 정착을 목적으로 한다.

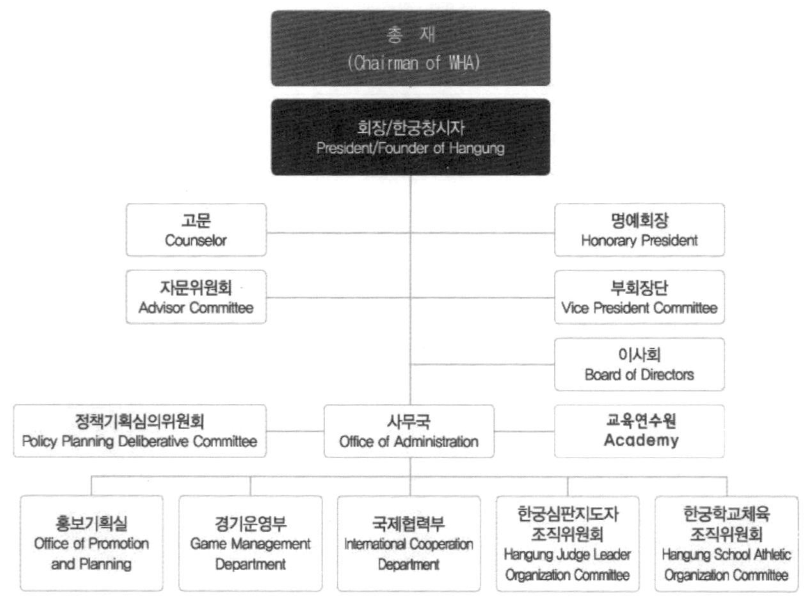

3. 한궁의 원리

한궁은 한손은 물론 양손을 전부 사용하여 즐길 수 있는 운동으로 집중력과 팔의 유연성 및 근력을 키우고 신체의 좌우 평형성을 증진시키는 생활체육이다. 일반적으로 아시아권의 80~90%, 서구권의 70~80%는 오른손잡이라는 통계가 있다. 오른손잡이의 왼쪽 근력을 100으로 보았을 때, 오른쪽의 근력은 110~115% 정도로 볼 수 있다고 한다. 이러한 양손의 근력차이에서 문제가 발생한다. 양쪽의 근력 차가 20% 이상인 경우 신체 불균형을 초래하는데, 이는 허리통증이나 오십견 노인성 질환을 초래할 수 있다. 이러한 문제점을 예방하기 위해선 양손을 모두 사용하여 좌우 근력의 편차를 줄여야 한다.

양손을 사용하면 신체 불균형을 예방할 뿐만 아니라 양 뇌도 발달시킬 수 있다. 양 뇌를 모두 자극하면 아이들의 EQ의 발달 및 학습집중력 향상, 노인들의 치매예방에도 효과적이다. 또한 양손운동은 위와 같은 신체적인 효과 뿐만 아니라 정서적으로도 긍정적인 효과를 가져다 주는데 특히 노인들의 노인성 우울증과 소외감을 해결하는데 큰 도움이 된다.

한궁은 이러한 양손운동의 효과에서 시작하여 남녀노소 누구나, 언제, 어디서나 다 같이 양손운동과 집중력향상을 안전하게 할 수 있는 운동으로 만들어졌다. 더욱이 양궁과 다트에서는 보장하기 어려운 안전성을 가진 생활체육이다.

한궁은 안전한 자석식 한궁 핀을, 점수가 자동 합산되어 나오는 한궁 표적판(1~10점)에 왼손으로 5회, 오른손으로 5회 투구하여 양손 합산점수를 비교하여 승패를 가리는 생활체육종목이다. 건강을 위해 한궁 핀을 매일 100회 투구(왼손 50회, 오른손 50회)를 하면 양손운동의 효과를 볼 수 있다.

4. 한궁의 장점

한궁은 남녀노소, 장애인, 고령자가 쉽게 배울 수 있고, 언제 어디서나 할 수 있는 스포츠로서 다양한 장점을 가지고 있다.

가. 한궁은 양궁 점수체계로 되어 경기방법이 쉽다.
나. 한궁은 누구나 쉽게 배울 수 있다.
다. 한궁은 안전을 우선으로 하고 있다.
라. 한궁은 몸에 무리가 가지 않는다.
마. 한궁은 계층 간 · 지역 간 · 가족 간 · 세대 간 다 같이 즐길 수 있다.
바. 한궁은 질병예방 및 재활운동으로도 적합하다.
사. 한궁은 언제 어디서나 인원 제한이 없이 할 수 있는 운동이다.
아. 한궁은 가정과 사회의 건강과 행복한 삶을 추구하는 스포츠이다.
자. 한궁은 투구 점수가 자동으로 합산되는 세계유일의 안전한 IT 생활체육이다.

5. 한궁의 건강 효과

한궁은 양 손(왼손, 오른손)을 사용함으로써 자연스럽게 양 뇌(좌뇌, 우뇌)를 사용하게 된다. 한궁은 남녀노소, 장애인, 고령자가 쉽게 배울 수 있고, 언제 어디서나 할 수 있는 스포츠로서 계층 간 · 지역 간 · 가족 간 · 세대 간 다 같이 즐길 수 있고, 질병예방 및 재활운동으로도 적합하다. 한궁을 하게 되면 얻을 수 있는 효과는 다음과 같다.

가. 집중력 향상

집중력이란 마음이나 주의를 한곳에 모으는 힘으로서, 치매예방은 물론 기억력과 암기력을 높게 해준다. 집중력은 기본적인 일상생활뿐만 아니라 정신을 맑게 하는데 꼭 필요한 능력이다. 한궁을 하게 되면 주의집중력이 높아져 매사에 활력이 높아지고 삶을 성공적으로 이끌 가능성이 높다.

나. 신체의 균형감각 발달

한궁을 하게 되면 각 신체의 집중력과 함께 신체의 좌우 근육과 신경을 골고루 사용하기 때문에 신체의 균형감각이 발달하게 된다.

다. EQ발달

EQ(Emotional Quotient)는 감성지수를 말하며, 감성지수는 지능지수(IQ)와 대조되는 개념으로 자신의 감정을 적절히 조절, 원만한 인간관계를 구축할 수 있는 '마음의 지능지수'를 뜻한다. 미국의 심리학자 다니엘 골만은 감성지수가 높아야 사회생활을 잘할 수 있다고 하였다. 한궁을 하게 되면 운동을 하는 사람들과 팀을 이루거나 개인적으로 참여하여 경쟁과 협동을 하게 되면서 감성지수가 높아지게 되고 이는 결국 사회생활을 원만하게 해나가는 원동력이 된다.

라. 오십견 예방

오십견의 원인은 불분명하지만 주로 노화와 운동부족이며 노화에 따른 어깨관절 주위 연부조직의 퇴행성 변화 때문에 발생한다. 오십견의 예방 및 치료를 위해선 운동요법을 통해 굳어진 관절의 범위를 늘려야 한다. 한궁의 투구동작을 통한 어깨 관절의 스트레칭은 오십견 예방 및 치료에 효과적이다.

6. 한궁과 인성교육의 관련성

최근 부모의 아동학대와 군내 가혹행위와 인권유린, 학교에서의 왕따와 폭력문제를 해결하기 위해 인성교육의 필요성이 증가함에 따라 문화체육관광부는 구체적 실현방안을 담은 〈인문정신문화 진흥 7대 중점과제〉를 발표하였고, 구체적으로 조화로운 인성 함양을 위한 예술·체육활동 활성화를 제시하였다.

인성교육진흥법이 2014년 12월 29일 통과되면서, '건전하고 올바른 인성을 갖춘 시민 육성'을 목표로 하는 인성교육이 법적으로 의무화되었다. 인성교육진흥법 제9조 「인성교육진흥위원회」 5항 위원 구성을 교육부차관, 문화체육관광부차관, 보건복지부차관, 여성가족부차관을 명시하여 범정부적인 협력을 명시하고 있다. 인성교육진흥법 제18조에서는 「학교의 인성교육 참여 장려」에서 학교장은 학생이 지역사회 등의 인성교육에 참여토록 권장하고 지도·관리하기 위해 노력하여야 한다고 명시하였다.

인성에서 중요한 정서는 자기 이해의 기본이 되며, 신체활동으로 개인의 부정적 정서를 긍정적으로 변화시키며, 자신의 내면을 이해하고 타인을 공감하는 능력이 향상되어 결과적으로 사회적 상호작용과 사회성 발달에 관여한다. 따라서 정서능력을 함양하기 위해서는 스포츠 활동으로 페어플레이, 도구 공유, 욕하지 않기, 과격한 행동으로 남을 다치지 않게 하기, 잘못 고쳐주기를 할 수 있다. 그리고 도덕적 주제에 대해 의견을 나누며 스포츠맨십 등 도덕성을 발달시킬 수 있다.

뿐만 아니라 운동은 뇌기능에 직접적인 영향을 미치며, 어린이, 성인, 노인,

치매환자 등의 반응 시간, 처리 속도, 집행기능, 주의력, 집중력 등 인지능력과 관련이 깊다. 나아가 운동을 통한 뇌기능 활성화는 정보를 조합·분석하며 창의적으로 재생산하는 사고 기술에도 영향을 미친다. 최근 신체활동에 참여하는 시간이 많은 아동들의 학업성취 수준이 향상되었다는 연구가 나오고 있다.

인성교육과 연계 가능한 스포츠의 조건을 보면 다음과 같다.

- 사회성 : 나이, 성별, 장애여부에 관계없이 누구나 참여 가능한 참가자 중심의 체험형 스포츠
- 정서 : 일정 공간과 시간에 다수가 참여할 수 있는 운영시간이 비교적 짧으며, 흥미와 관심을 유발할 수 있는 스포츠
- 건강 : 활동이 쉽고 참가자 실력 편차가 크지 않으며, 부상 등 안전사고의 위험이 상대적으로 적은 스포츠
- 도덕성 : 판정이 객관적이고 공정하며, 과도한 경쟁심을 유발하지 않고, 페어플레이 정신과 예절을 함양할 수 있는 스포츠

학교스포츠클럽, 지자체, 생활체육회에서 추진하고 있는 뉴스포츠종목을 앞서 제시한 조건으로 적합성 자체 평가해보면 다음과 같다.

이와 같은 이유로 한궁(韓弓, Hand Archery)은 그 어떤 생활체육보다 인성교육에 효과적임을 알 수 있으며, 특히 학생-학부모-교사가 교류하고 소통하는 인성교육의 장을 마련하고, 전국에 체육·문화교류를 유도하여 건전하고 올바른 인성을 갖춘 시민을 육성할 수 있다.

앞으로 한궁은 교육기관과의 체육교류활동으로 인성교육 실천 기회를 제공하고, 소통프로그램으로 세대 간, 지역 간 유대감 형성과 정체성을 확립하여 체육복지를 실현하고자 한다.

유형	종목	적합성	평가 근거
타겟형	한궁	높음	• 자석 한궁 핀을 사용하여 안전성 높음 • 전자 과녁을 활용하여 객관적·공정한 점수 산출 • 규칙이 쉽고, 남녀노소 동시 참여 가능
	다트	낮음	• 다트 핀으로 인한 자상, 창상 발생 위험 • 경기 규칙, 점수 산출 방법이 어려움 • 외래 수입경기
타겟 볼형	게이트 볼	보통	• 노인용 스포츠, 젊은 세대에 비인기 • 비교적 단순한 규칙과 점수 산출 • 동시에 다수가 참가하기 어려움
스틱앤 볼형	티볼	보통	• 야구에 비해 단순한 경기규칙 • 안전한 공을 사용 • 남녀노소 참여 가능하지만 장애인 참여 어려움
라켓형	스쿼시	낮음	• 민첩성이 요구되며, 노인, 장애인 활동 어려움 • 전용 경기장, 신발 등 개별 장비 필요 • 공을 맞추고 피하는 과정에서 충돌 등 부상 위험
	스피드 민턴	보통	• 배드민턴과 유사하여 규칙이 친숙하고 남녀노소 참여가능 • 장소의 제약이 덜하나, 경기시간이 길어 다수 동시 불가 • 개인기량에 따라 승패 여부가 결정
배구형	세팍타 크로	낮음	• 개인 기량에 따라 경기력에 차이가 큼 • 남녀노소, 장애인 모두 참여 어려움 • 높이뛰기, 강하게 차기 등 부상 위험
볼게 임형	풋살	낮음	• 넓은 전용 공간 필요. • 노인·장애인·여성 활동 어려움 • 잦은 신체접촉 등으로 인한 과도한 경쟁심 유발
사이클 형	스케이 트보드	낮음	• 청소년에 인기, 여성에 비인기, 노인, 장애인 활동 어려움 • 묘기 경연이 대회 목적이 되며, 개인 실력 편차가 큼 • 낙상·충돌 등 부상 위험
격투형	암레슬 링	낮음	• 신체 물리력으로 대결하며 지나친 경쟁과 승부욕 발생 • 개인의 능력이 승패를 좌우함 • 노인 팔씨름의 경우 골절, 타박상 등 발생 위험
복합형	플라잉 디스크	낮음	• 신체접촉과 격렬함으로 부상 위험 • 잔디가 깔린 넓은 실외 필요 • 노인, 장애인 팀 구성 어려움
옥외형	스포츠 워킹	보통	• 걷기라는 보편적인 운동으로 남녀노소 누구나 참여가능 • 장소 제약이 비교적 없으나, 날씨에 영향을 많이 받음 • 걷기, 달리기, 마라톤 등 유사 대회가 많아 차별화 어려움

II

한궁에 영향을 준 운동

1. 투호
2. 궁도
3. 양궁
4. 다트
5. 다트와 한궁의 비교

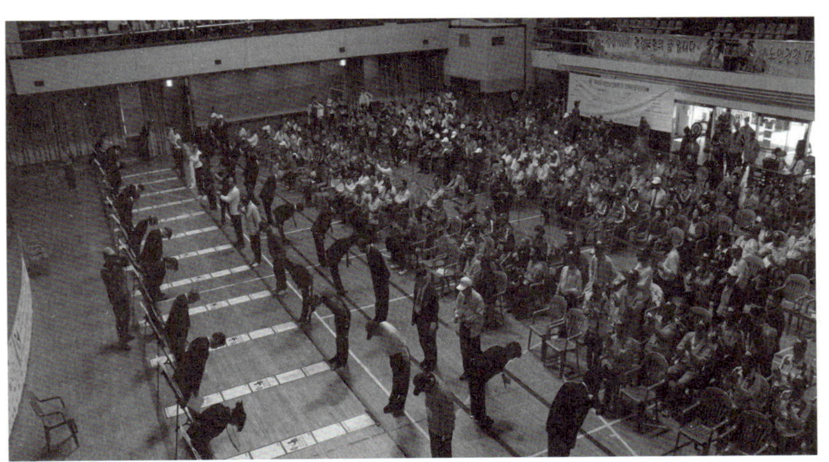

1. 투호

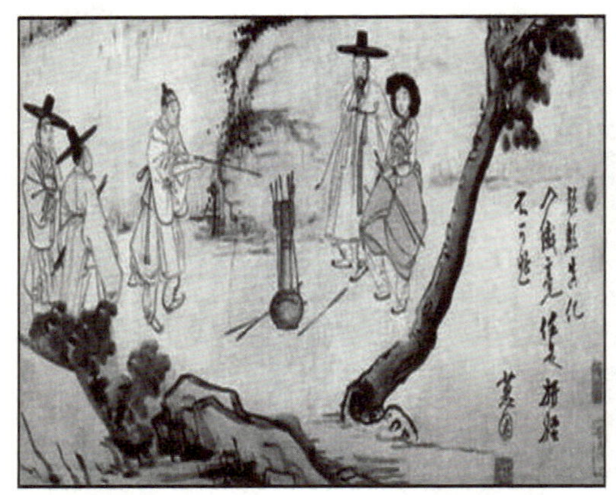 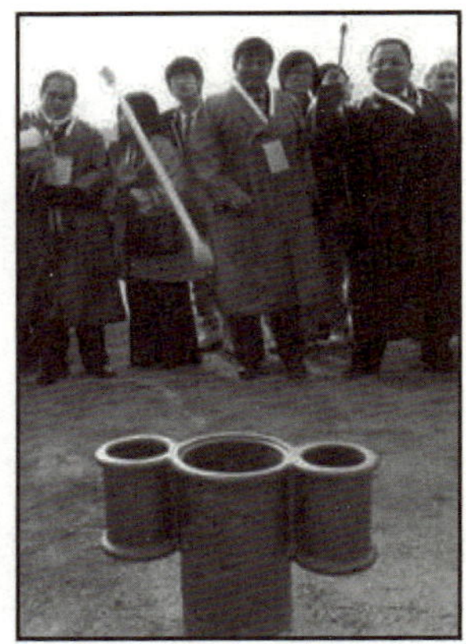

가. 투호의 정의

투호란 일정한 거리에 놓인 병에 화살 모양의 막대기를 던져 병 속에 들어간 것의 수효의 많고 적음을 가지고 승부를 가리는 놀이를 말한다. 원래 중국 당(唐)나라 때 성행하던 놀이로《북사(北史)》〈백제전(百濟傳)〉과《신당서(新唐書)》〈고구려전(高句麗傳)〉에, 백제 사람들과 고구려 사람들이 이 놀이를 즐겼다는 기록이 있다. 따라서 우리 나라에서 일찍부터 행해진 놀이로 보인다.

조선시대에는 주로 궁중에서 성행하였고, 양반들의 놀이였다. 따라서 놀이할 때 예(禮)를 갖추었는데, 일반 백성들은 놀이도구를 마련하는 일이며 절차가 복잡하여 하지 못했다. 오늘날에는 우리 놀이가 새롭게 조명되면서 고궁에서나 명절의 행사로 누구나 쉽게 해 볼 수 있는 놀이가 되었다.

주로 연음(宴飮) 때 귀족들이 많이 하는 놀이로, 두 사람이 서로 대하여 푸른 화살과 붉은 화살 모양의 막대기를 가지고 병 속에 던져 넣었다. 연회석(

宴會席)에서 주인과 손님이 화살을 병에 던져 넣어 승부를 겨루기도 하는데,
이 때 이긴 사람은 진 사람에게 술을 먹인다.

나. 투호 용구

사마광(司馬光)의 《투호격범(投壺格範)》에는 다음과 같이 기록되어 있다.
"투호병은 입지름이 3치[寸]이고 귀[耳]의 입지름은 1치이며 높이는 1자이
다. 병 속에는 팥을 채운다. 병은 던지는 이의 앉을 자리에서 2살(화살 2개)
반쯤 되는 거리에 놓고, 살은 1개를 사용하며 살의 길이는 2자 4치이다."

다. 투호 놀이 방법

① 투호통과 화살을 준비한다. 투호통이 없으면 항아리나 쓰레기통·분유
   통 등을 사용할 수도 있고, 또한 화살이 없으면 나무젓가락·바둑알 등
   도 화살 대신 사용할 수 있다.
② 던지는 자리와 통의 간격은 보통 1.5m 정도 거리를 두는데, 어린아이
   들은 조금 가깝게 한다.
③ 한 사람씩 12개의 화살을 던지는데, 1개가 들어가면 10점씩 계산하여
   120점 만점으로 한다. 화살의 숫자는 놀이하는 사람들의 합의에 의해
   조정 가능하다.
④ 가장 많은 점수를 얻은 사람이 이긴다.

라. 투호의 효과

투호를 통해 몸을 수양하고(체력단련, 전신운동), 마음을 다스리며(정신집
중, 양보심, 여유로움, 정신수양, 침착성), 예를 알게 하는 도구로 삼아 익혔
고, 나아가 대인관계에서 화합(사양지심, 공경지심, 인성교육)을 권장하는

일환으로 사용하였다.

마. 한궁에서 접목한 부분

⇒ 투호의 스트레칭 형 투구방식을 접목했다.

2. 궁도

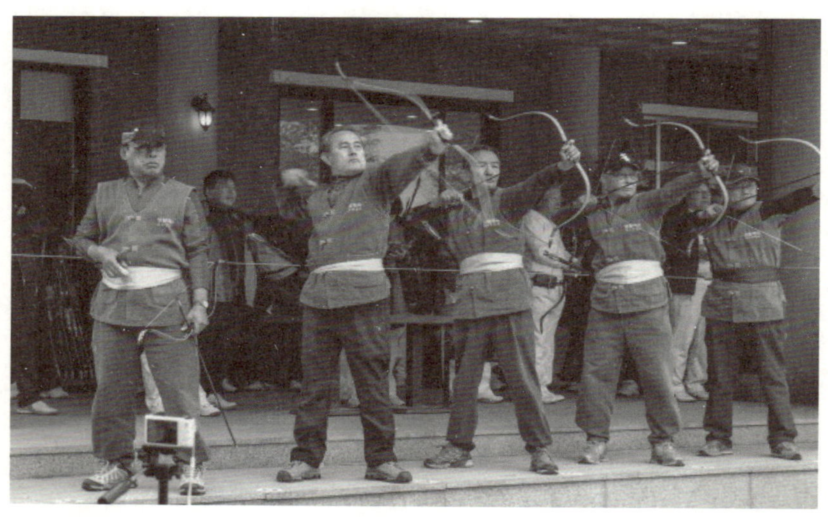

가. 궁도의 정의

궁도는 활과 화살을 이용하여 일정한 거리에 있는 표적을 정확하게 맞추는 기록경기이다. 활은 원래는 무기였으나 총이 출현하면서 그 위력을 상실하고, 오늘날에는 스포츠 종목으로 대중에 보급되었다. 궁도는 국궁(國弓)과 양궁(洋弓)으로 나뉘는데, 예부터 한민족에게는 가장 대중화된 무예이자, 심신단련과 호연지기를 기르는 방편이었다.

국궁은 활을 이용하여 목표물에 얼마나 정확히 맞추는지를 겨루는 스포츠로 우리나라 고유의 전통 활을 사용한다. 국궁은 주로 노인층의 전유물이었으나, 양궁의 보급과 더불어 젊은 층에도 레저 스포츠로 보급되고 있다. 남녀 노소 누구나 즐길 수 있고, 혼자서도 즐겁게 수련할 수 있으며, 정신 수양과 건강에도 좋다는 점 등이 특징으로 꼽힌다.

한국 궁도회의 역사는 1922년 7월 조선궁술연구회로 발족하여 1926년 5월 조선궁도회로 개칭하였으나 8·15광복 때까지 유명무실하였다. 1946년 2월 조선궁도회로 부활하였다가 1948년 8월 대한궁도협회로 개칭하였고, 1948년 10월 헌장을 제정한 뒤, 1961년 11월 대한궁도협회 정관 개정을 거쳐 현재에 이른다.

2002년 현재 한국에서 열리는 궁도 경기에는 이충무공탄신기념대회, 대통령기쟁탈 전국시·도대항 궁도대회, 전국남녀 궁도선수권대회, 전국남녀 중고등학교 궁도대회, 전국 궁도종합선수권대회, 전국체육대회 등이 있다.

나. 궁도의 용구

궁도에 필요한 장비는 활, 화살, 전통, 깍지, 궁대이다. 가장 중요한 것은 활과 화살로, 활은 물소뿔·뽕나무·화피·쇠심 등으로 다듬어 민어의 부레로 접착하여 만든 각궁(角弓)과 FRP궁을 사용하는데, 대한궁도협회에서 공인을 받은 것이어야 한다. 그러나 시·도대항전과 종합선수권대회에서는 각궁만을 사용해야 한다.

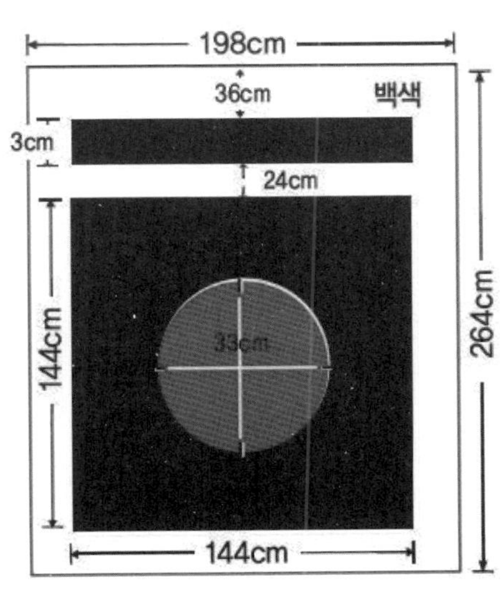

궁도의 과녁

다. 궁도의 경기방법

화살(矢)은 육량전(六兩箭)·편전(片箭)·장군전(將軍箭)·목전(木箭) 등 여러 종류가 있고, 예부터 전쟁용·시합용으로 구분하여 사용되었다. 그러나 현재의 궁도에서는 죽시(竹矢)만 사용할 수 있고, 조준기 등과 같은 인위적인 기계장치는 부착할 수 없다.

① 조를 편성하는 인원수는 경기에 따라 차이가 있으나 1명~7명을 1개조로 하여 대(같이 서서 한 과녁을 향해 쏘는 1개조)를 편성한다.

② 각 대는 교대로 나와 1순(順), 즉 한 대에 편성된 각 선수가 1발씩 돌아가면서 쏘기 시작해 모두 3발 또는 5발씩을 쏘게 된다. 첫 순을 초순(初順), 둘째 순을 중순(中順), 셋째 순을 종순(終順)이라 한다. 1순(5발)을 모두 관중시키면 몰기(沒技)라 한다.

③ 대회 주최 측의 결정에 따라 3순으로 경기를 할 수도 있고, 단체전은 토너먼트로 실시할 수도 있다. 단체전·개인전을 막론하고 등위가 결정될 때까지 경기는 계속되며, 발시는 발시 구령이 떨어지고 나서 30초를 초과하지 못한다.

④ 관중(貫中:만점인 15점)은 과녁을 맞힌 화살촉이 15°후부 경사로 과녁 후부 수직선상에 걸린 것만을 인정하고, 지정된 심판 외에는 누구도 무겁(활터의 과녁 뒤에 흙으로 둘러싼 곳)에 들어갈 수 없다.

라. 궁도의 마음가짐

① 쏘는 사람의 기예(技藝)가 옳고 사용하는 궁구(弓具)가 적합하면 반드시 과녁에 적중하며, 쏘아서 적중하지 않을 때에는 자신의 마음가짐과 자

세를 다시 살펴야 한다.

② 궁도를 연마한 사람이면 활을 사심(邪心)없이 당겨서 심기(心氣)를 집중하고, 활을 쏜다는 의식을 버리고 발사한다.

③ 궁술(弓術)은 넓은 의미로는 궁도(弓道)에 속하지만, 궁술 그 자체는 궁도의 대도(大道)에 입문(入門)하는 길을 터득하는 수단이다. 따라서 수덕(修德)에 철저하고 일상 생활 자체가 바르고 참되어야만 비로소 궁도를 터득할 수 있다.

④ 궁도의 목적은 활을 쏘는 일을 통하여 모든 인간사에 대한 도(道)를 함께 닦는 데 있다. 즉, 내면적인 정신과 사상의 정화는 물론, 외면적인 행동의 일거수일투족에 이르기까지 평생 덕을 쌓고 실행해야 한다.

⑤ 서로 존경하며 진심으로 장유유서(長幼有序)와 선후배의 도를 실행한다.

그런 의미에서 궁도란 모든 인간행위에서 대의(大義)에 어긋남이 없도록 수양을 거듭하여 남의 모범이 되는 것이다.

마. 한궁에서 접목한 부분

⇒ 표적- 화살- 눈이 일직선이 된 상태에서 발사하는 방식을 접목했다.

3. 양궁

가. 양궁의 정의

양궁은 활과 화살을 이용하여 일정한 거리에 떨어져 있는 과녁을 향해 쏘아 득점을 겨루는 운동이다. 전 세계적으로 옛부터 활은 사냥이나 전쟁의 도구로 존재해 왔으며 지역별로 조금씩 차이를 가지고 있다. 양궁은 지중해형에서 유래, 발전되었으며 '양궁'이라는 명칭은 우리나라의 전통 활쏘기인 국궁(國弓), 즉 궁도(弓道 : 궁술)와 구별하기 위해 붙여진 이름이다.

양궁은 일정한 거리에서 유럽식 또는 지중해식 사법(射法)으로 과녁을 향해 정확하게 활을 쏘아 맞춘 결과로 승패를 겨루는 경기다.

1538년 무렵 궁도 애호가인 영국의 헨리(Henry) 8세가 영국 전역에 보급시켜 자체 대회를 개최하는 한편, 차츰 유럽과 아메리카 대륙으로 수출하여 스포츠로서도 각광을 받았는데, 이것이 세계적으로 활성화된 것은 1930년대 이후부터이다.

나. 양궁의 용구

① 과녁

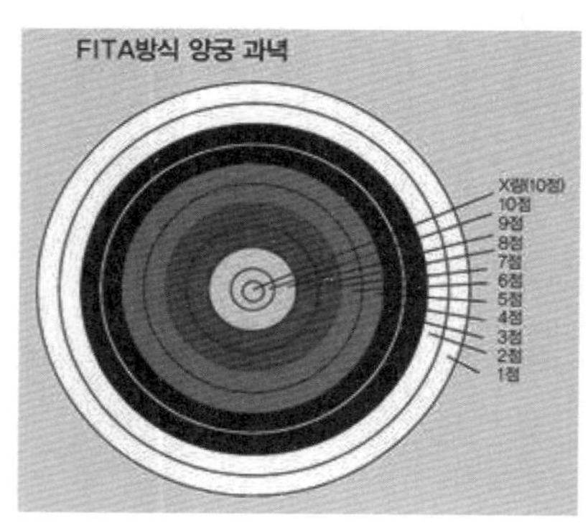

과녁은 대개 밀짚으로 엮은 새끼를 단단히 꼰 다음 점수를 나타내는 동심원이 그려진 헝겊을 겉에 씌워서 만드는데, 두께는 약 10cm, 지름은 약 120cm이다. 동심원은 영국식은 5개, FITA(국제양궁연맹) 방식은 10개이다. 90m, 70m, 60m의 장거리용은 지름이 122cm(10점 지름 12.2cm)인 것을 사용하며, 50m, 30m의 단거리용은 지름 80cm(10점 지름 8cm)의 표적을 사용한다.

영국과 미국에서는 중심에서 바깥쪽으로 갈수록 9점, 7점, 5점, 1점으로 점수가 낮아지고, FITA 방식은 중심이 10점이며 가장 바깥쪽에 있는 동심원을 맞히면 1점이다. 과녁의 크기는 거리에 따라 달라진다.

② 안정장치 -활에서 불쑥 튀어나와 있는 긴 막대

③ 회전비행보정기-추가 달려 있는 짧은 막대

④ 평형추 막대, 활 조준기-과녁을 겨냥할 때 사용하는 장치

장치들이 허용되는 경기를 자유형이라 하고, 허용되지 않는 경기를 베어 보라고 한다.

다. 양궁의 경기방법

양궁 경기는 크게 타깃 아처리, 필드 아처리, 컴파운드 아처리로 나뉘는데 타깃 아처리가 올림픽 경기 대회 정식 종목이다. 정해진 거리에서 일정 수의 화살로 과녁을 쏜 다음 점수를 계산하는 경기방식을 라운드라고 하며, 올림픽 라운드, 그랜드 라운드, 더블 라운드· 싱글 라운드 등으로 나뉜다.

1930년대부터 올림픽 라운드 방식이 가장 널리 쓰이게 되었으며, 오늘날의 올림픽 경기 대회와 세계 선수권 대회, 아시아 경기대회에서도 이 방식을 채택하고 있다.

올림픽 라운드에서의 거리는 남자 90m, 70m, 50m, 30m, 여자 70m, 60m, 50m, 30m로 각 거리마다 36발씩 144발(1,440점 만점)을 쏘아 예선전을 치른 다음 64강을 순위대로 선발, 토너먼트 방식으로 경기를 실시하여 결승에 이른다.

과녁의 두께는 약 10㎝, 지름은 약 120㎝이다. 동심원은 FITA(국제양궁연맹) 방식은 10개이다. FITA 방식은 중심이 10점이며 가장 바깥쪽에 있는 동심원을 맞히면 1점이다. 과녁의 크기는 거리에 따라 달라진다. 90m, 70m, 60m의 장거리용은 지름이 122cm인 것을 사용하며, 50m, 30m의 단거리용은 지름 80cm의 표적을 사용한다.

라. 한궁에서 접목한 부분

⇒ 양궁의 과녁과 점수체계를 접목했다.

4. 다트

가. 다트의 정의

과녁을 향해 화살을 날려 명중하는 순간의 쾌감을 맛볼 수 있는 건전한 경기로 현재 유럽, 아메리카, 오스트레일리아, 동남아시아 등 40여개 국이 세계다트연맹(WDF)에 가맹되어 있으며, 동호인 수가 날로 증가하고 있다. '작은 화살'이란 뜻을 지닌 다트는 5백여년 전 영국 왕 헨리 6세의 왕위 계승 문제를 둘러싸고 벌어진 30년 전쟁에서 전투에 지친 병사들이 틈틈이 빈 술통의 뚜껑을 나무 기둥이나 성벽에 달아 놓고 부러진 화살축을 던져 맞히기 내기를 한데서 유래되었다.

우리나라에서는 80년대 중반까지만 해도 주로 주한미군들을 사이에서만 성행하였다. 이후, 점차 일반인들에게도 보급되기 시작하여, 1991년 1월 15일에 서울에서 한국다트협회가 정식 발족되었다. 전국 주요 도시에 지부가 설치되고 동호인 클럽도 생기면서, 주말마다 지역별 경기대회를 갖는 등 동호인 수가 날로 늘어나 대중레포츠로 발돋움하고 있다.

나. 다트의 용구

다트는 팁(tip), 배럴(barrel), 샤프트(shaft), 플라이트(flight)로 구분된다. WDF 경기 규정에는 다트 전체의 무게가 50g이하, 길이가 30.5cm로 제한되어 있으며, 규정에 어긋나지 않는 범위에 한하여 플레이어는 던지기(throwing) 쉬운 다트를 선택할 수 있다. 다트 보드의 경우, WDF(세계다트연맹) 규정에 의하면, 직경이 45.3cm이며, 두께가 3.7cm, 무게가 3.7kg으로 정해져 있다. 다트 보드는 브릿슬 보드라고도 부른다.

① 다트

다트는 "작은 화살"이라는 의미를 가지며, 과녁은 불(bull)이라고 하는 원판인데, 원판은 중심의 작은 원으로부터 방사형으로 20등분되어 20까지의 수가 적혀 있고, 또 중심의 작은 원 주위와 바깥둘레와 그 중간쯤에 좁은 원 띠가 있어 중심의 작은 원이 50점, 그 둘레의 원 띠가 25점, 바깥 원 띠는 그 부분의 점수의 2배, 중간쯤의 원 띠는 그 부분의 점수의 3태로 되어 있다. 경기는 2~3m 떨어진 장소에서 쇠붙이와 깃이 달린 길이 16cm의 화살을 던져서 맞춘 부분의 점수를 301점에서 빼서 먼저 0점이 된 사람이 이긴다.

다트는 술집의 실내에서 즐길 수 있는 성인 게임으로 인식되어 있고 날카로운 쇠붙이 핀의 위험성으로 인하여 남녀노소가 함께하거나 공공장소에서

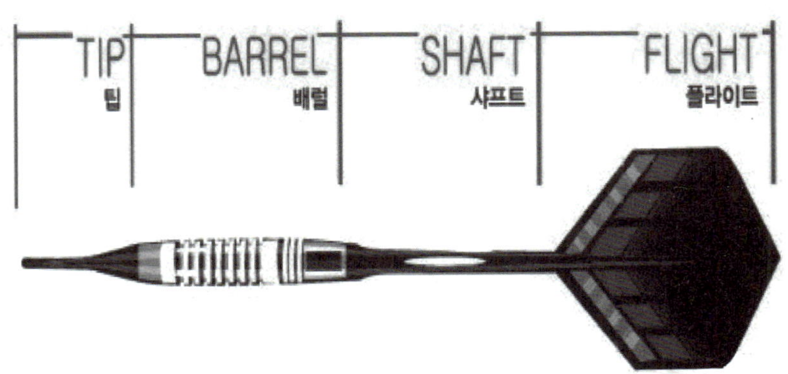

스포츠로 즐길 수 없고, 지정되고 폐쇄적인 장소에서 놀이를 즐길 수 밖에 없어 생활체육으로 적합하지 않아 미국과 유럽에서는 위험성 때문에 어린이들이 운동하는 것을 금하고 있는 추세이다.

다트의 종류는 쇠붙이로 된 다트, 끝부분이 플라스틱으로 된 소프트 다트가 있는데 이들의 무게는 보통 15~30g이다.

② 다트 보드

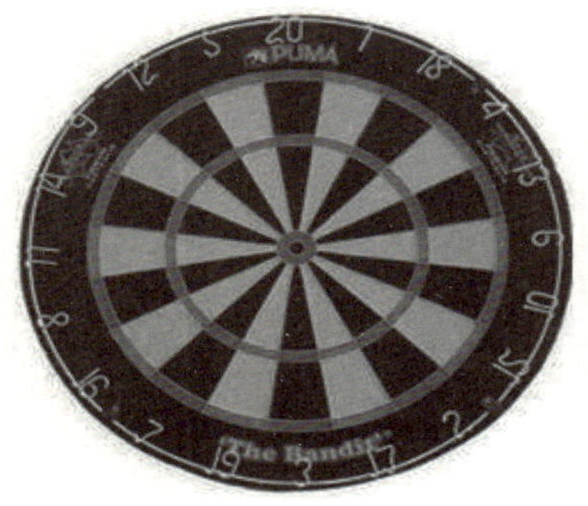

다. 다트의 경기방법

다트 보드 시설에는 스탠드 형과 보드 형이 있다. 다트 보드 뒷면 중심에 이음쇠가 있는데, 바닥으로부터 173cm(5feet, 8inch, 휠체어를 탄 장애인들의 경우는 133cm)의 높이이다. 초보자의 경우는 다트 보드 밖으로 다트를 던지는 경우가 많기 때문에 전용 백 보드(backboard)나 코르크 보드 같은 부드러운 목재를 먼저 벽에 걸고 그 위에 다트 보드를 설치하는 것이 좋다. 다트 보드와 벽 사이에는 이음쇠로 인한 틈이 생기는데, 꽂혀 있는 다트를 뽑을 때 다트 보드가 흔들려서 떨어지지 않도록 다트 보드와 벽 사이에 널빤지나 고무판 등을 넣어 정확히 고정하도록 한다.

또한, 바닥에는 천이나 모포를 깔아 다트와 바닥을 손상하지 않도록 한다. 또한, 다트 보드는 20점 에리어가 중앙 위쪽에 오도록 위치를 맞추고, 던지는 공간(space)은 매우 넓을 필요는 없지만, 다트 보드의 표면(벽이 아님)에서 바닥으로 수직선을 내린 점으로부터 드로잉 라인(던지는 선)까지는 237cm(7feet, 9-1/4inch)를 정확히 맞추어야 한다. 드로잉 라인은 보드에서 평행이 되도록 하며, 길이는 적어도 61cm이상으로 하여 다리로 항상 확인할 수 있게 한다. 실내가 어두워 플레이어가 다트 보드가 잘 안보일 경우는 드로잉할 때 방해가 되지 않는 범위에서 다트 보드 주변의 위치에 조명이 있어야 한다.

라. 한궁에서 접목한 부분

⇒ 표적에 작은 핀을 투구하는 방법을 접목하였다.

5. 다트와 한궁의 비교

한궁과 공통점이 있지만 양손사용여부와 안전성, 투구방법 등의 측면에서 한궁과 다트는 기본적으로 다른 스포츠이다.

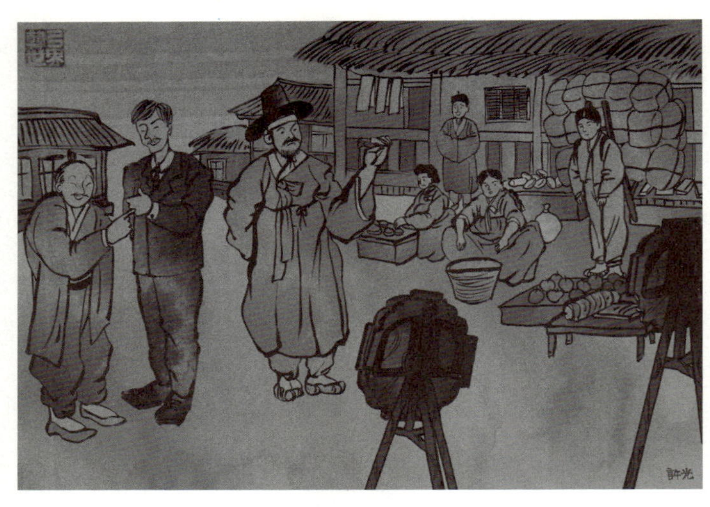

구분	다트	한궁 (韓 弓)
언제	할 수 있음	할 수 있음
어디서나	실내의 지정된 장소	경로당, 운동장, 체육관, 길거리 모든 장소 가능
누구나	20세 이상 성인(성인게임)	6세부터 고령의 노인까지 할수있음
공공장소	위험하여 지정된 장소에서 사용	안전하여 어디에서든 사용함
효과	성인 집중력	양손 집중력, 양팔 근력증대 및 스트레칭
접근성	게임규칙 배우기 어려움	배우기 쉬움
어린이, 노인	어려움(투구법 및 위험성 문제)	즐겁게 배우고 즐길 수 있음
장애인	어려움(휠체어장애인 높이문제)	즐겁게 배우고 즐길 수 있음
3세대 가족함께	불가능(위험성으로 인하여)	3세대 가족게임, 대회 운영
거리	2.7m	유소년:2m, 노인대회:2.5m, 일반대회3m
과녁 높이	1.7m	성인:1.4m, 유소년, 장애인:1.2m
운동 연령	20세 이상 성인	유소년, 성인, 65세 이상 노인
점수 체계	1-20점 레이어 방식의 뺄셈 방식	1-10점 양궁 방식의 덧셈방식
운동 방법	손과 팔목의 스냅을 사용	어깨와 팔의 근력 사용한 스트레칭 운동
안전성	쇠핀으로 인해 위험성 높음	자석 한궁 핀으로 인해 안전함
양손 운동	한손 운동(1세트:3회 투구)	양손 운동: 1세트 (오른속,왼손 각5회 점수로 승패)
점수 인식	다트:다트판에 꽂힌 점수로 계산 소프트다트:점수 표시됨	IT기술로 인해 접촉된 해당 점수 자동 인식 : 선수 접근성 용이
활용	서양 술집에서 독립된 공간에서 성인사용	남녀노소, 장애인, 고령노인, 가족스포츠로 적합

III

한궁 용구

1. 한궁보드
2. 한궁 전용 받침대
3. 한궁 핀
4. 한궁 핀 케이스
5. 한궁 거리판
6. 한궁 가방
7. 한궁 기준선
8. 점수 기록판
9. 한궁 경기번호판
10. 전자 호각
11. 사대
12. 기타 용구
13. 유니폼
14. 심판복장
15. 한궁 넥타이

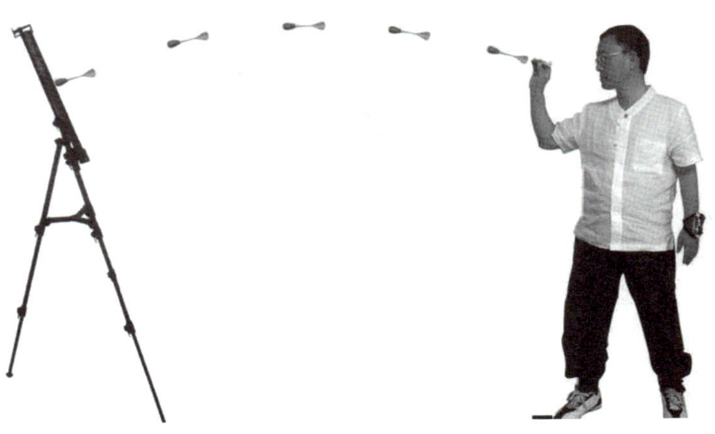

1. 한궁 보드(Hangung Board)

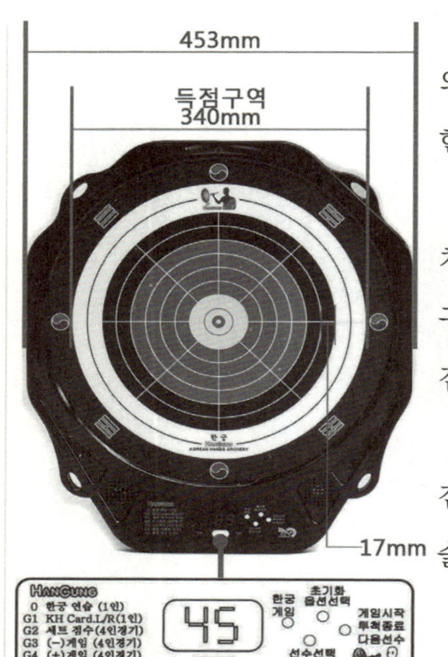

한궁 보드는 양궁표적판을 채택하여 1~10의 점수체계를 가져 고도의 집중력을 요하게 한다.

한궁 표적판에 8개의 선을 넣어 투구의 위치와 방향을 정확히 알게 하여 선수들의 투구자세 교정과 힘의 조절을 인지하도록 하고 집중력을 높여 경기력을 향상시킬 수 있다.

한궁 보드는 발명특허인 다중 충격 접점 인식기술과, 자동점수합산이라는 IT기술을 접목시킨 21세기형 스포츠용품이다.

여러 가지 게임모드를 지원하여 다양한 한궁 게임을 즐길 수 있다.

한궁 보드는 한궁표적판에 직경 340mm의 득점규역과 453mm 크기의 한궁 보드케이스 점수표시판, 전원스위치, 기능버튼으로 이루어져 있고, 1.5V AA배터리 3개로 구동된다.

가. 한궁점수체계(Hangung Scoring system)

한궁표적판은 득점구역의

직경이 340mm이고, 각각의 점수영역은 14mm이다.

점수는 1~10점으로 구성되어 있고 바깥쪽부터

흰색라인 1점과 2점,

검정색라인 3점과 4점,

파란색라인 5점과 6점,

빨간색라인 7점과 8점,

노란색라인 9점과 10점으로 배열되어 있다.

나. 한궁 보드 설치 높이 및 투구거리(Height and Distance)

설치높이는 한궁전용 삼각받침대의 앞다리 전면 바닥 면으로부터 한궁보드의 중심부까지의 높이를 말하며, 투구거리는 선수의 발 앞쪽 기준선부터 한궁 받침대의 앞쪽 스탠드까지의 거리를 말한다. 설치높이와 투구거리는 선수의 성별, 나이, 신체조건 등에 따라 다르게 설정하여 경기를 진행한다.

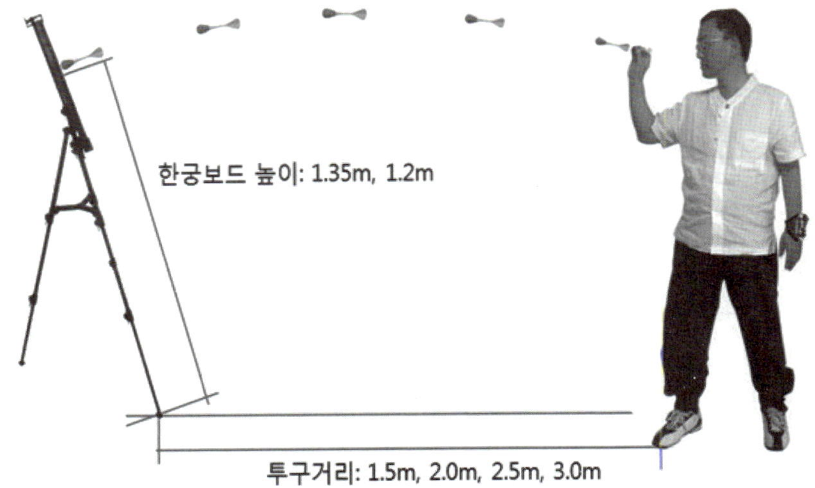

대회 규정 한궁 보드 높이	
부별	높이
유치부, 초등부 휠체어 장애인	1.2m
중등부, 고등부 대학부, 일반부	1.35m

대회 규정 한궁 핀 투구거리	
부별	거리
유치부	1.0m
초등부	1.5m
장애인, 중등부	2.0m
노인부	2.5m
일반부	3.0m

2. 한궁 전용 받침대

한궁 전용 받침대는 접이식 삼각받침대 방식을 채택하여 설치와 해체가 쉽도록 되어 있고, 내 충격성이 좋은 ABS수지, 폴리카보네이트와 알루미늄을 사용하여 무게가 가벼우면서도 튼튼한 구조를 이루고 있다. 이 받침대는 한궁 보드를 위, 아래 양쪽에서 견고하게 고정하고, 설치 후 자연스럽게 20° 각도로 한궁 보드가 설치되도록 설계되어 있다.

정식 한궁대회 규격에 맞는 크기를 채택하고 있으며, 보관 시에는 접어서 보관한다. 규격은 펼쳤을 때 1,700mm, 접었을 때 630mm이며, 접을 경우, 한궁 가방에 보드와 함께 넣을 수 있다.

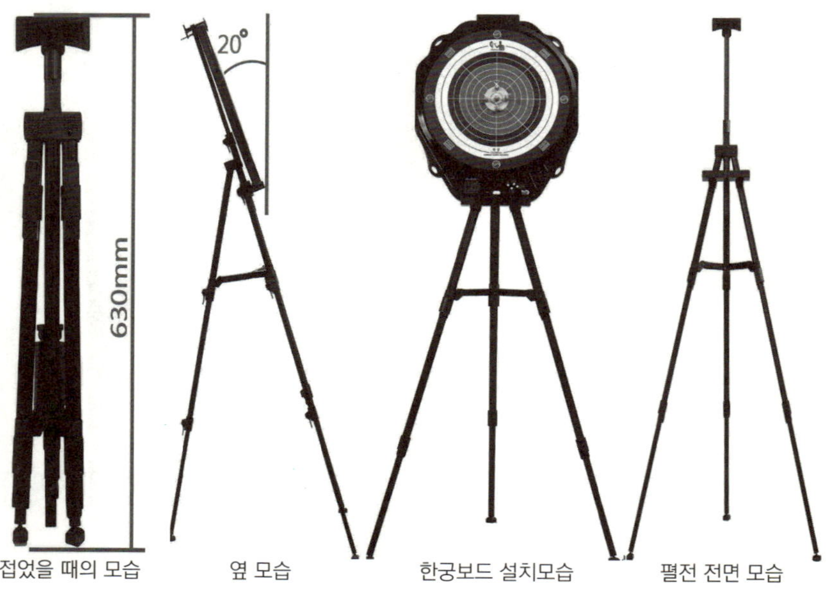

| 접었을 때의 모습 | 옆 모습 | 한궁보드 설치모습 | 펼전 전면 모습 |

3. 한궁 핀 (Hangung pin)

한궁 핀은 계단식으로 된 둥근자석이 부착되어 있고, 날개부분은 부드러운 재질로 안전하다. 이것은 발명특허제품으로 세계한궁협회의 공인인증제품이다.

한궁 핀의 부착면 모서리는 둥근 모양으로 되어 한궁 핀이 한궁 타겟에 투구 시 찍힘을 최소화 하도록 설계되어 있다.

한궁 핀 길이는 80~90mm(공인인증 제품은 81mm), 자석으로 부착되는 직경은 8mm이고 무게는 4g이고, 날개는 4개로 이루어져 있다. 아래는 아시아, 미주용 한궁 핀이고, 유럽용은 한궁헤드 직경이 20mm이다.

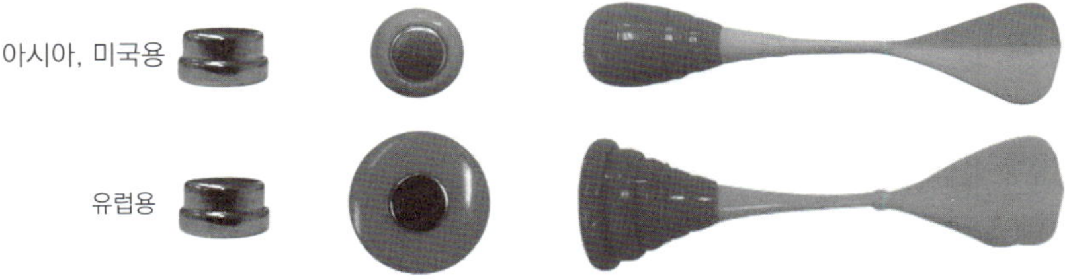

4. 한궁 핀 케이스 (Hangung pin Case)

한궁 핀 케이스는 손목에 착용하여 한궁 핀 5개를 휴대 및 보관하는 용품으로 한궁 핀의 앞 부분이 서로 달라 붙는 것을 막을 수 있다. 대회에 참가하는 선수들은 손목에 케이스를 착용해야 한다.

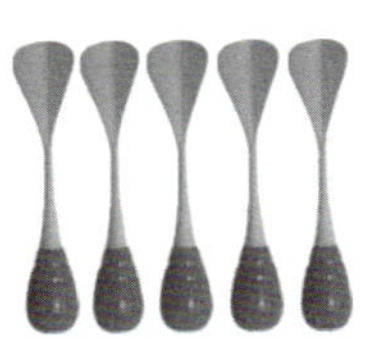
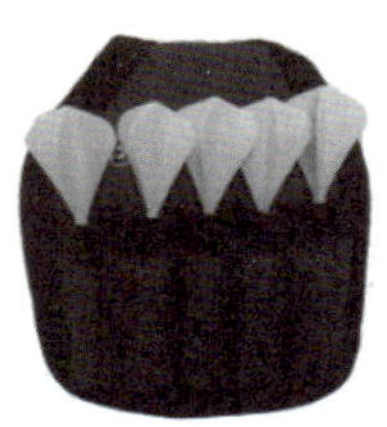
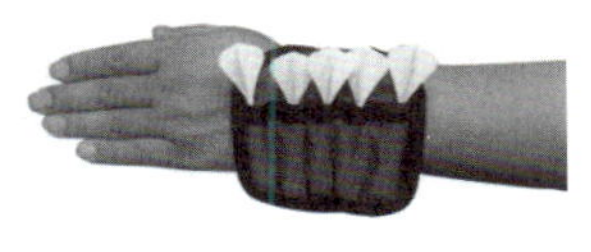

5. 한궁 거리판 (Meter Sheet)

　한궁 거리판은 한궁 보드의 삼각받침대 앞다리 연결선에 경기 종목별 거리에 해당하는 3m, 2.5m, 2m, 1.5m, 1m에 해당하는 한궁 거리판을 설치하여 한궁 대회를 진행한다.

　거리판은 물에 젖거나 이물질이 묻지 않기 위하여 PET재질로 되어있으며 인쇄 후 비닐 코팅을 하여 인쇄가 지워지지 않도록 만들어져 있다. 크기는 40cm x 3m(선 중심 거리)로 되어 있고, 50cm간격으로 기준선이 되어 있다.

　한궁 거리판은 각 부별로 거리가 표시되어 있어 경기 시에는 선수의 조건에 맞는 거리에서 경기를 한다. 일반 대회용은 3m, 노인은 2.5m, 장애인, 중등부는 2m이다.

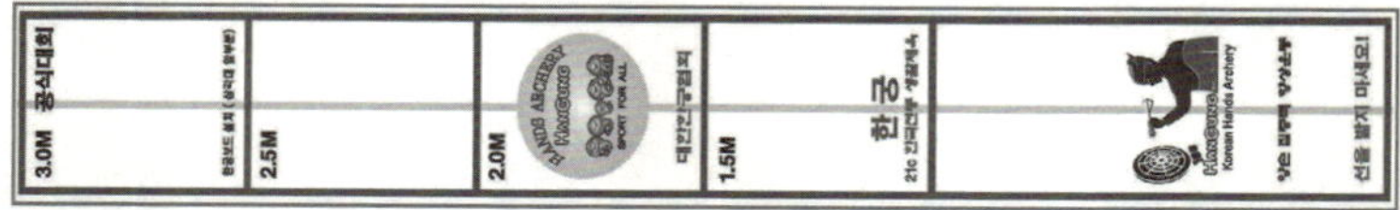

6. 한궁 가방 (Hangung Bag)

　한궁 가방은 한궁 보드 및 한궁전용 받침대, 한궁 핀, 한궁 거리판 등을 담아 보관하고, 이동시 한궁 전용가방으로 휴대할 수 있다. 가방 표면은 쿠션

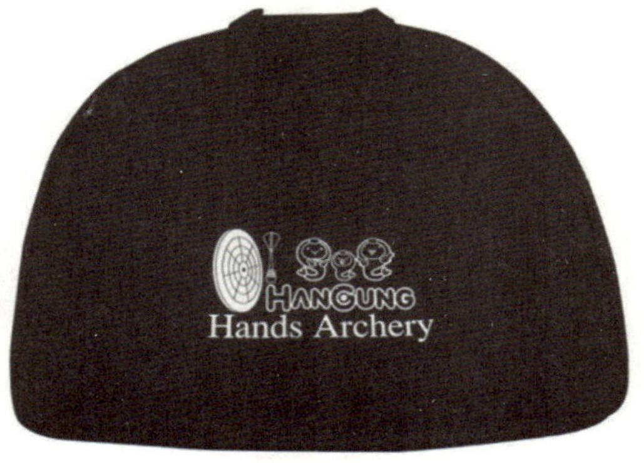

재가 부착되어 한궁 용품 보호를 할 수 있다. 한궁 가방의 크기는 630 x 480 x 15(mm)이다.

7. 한궁 기준선

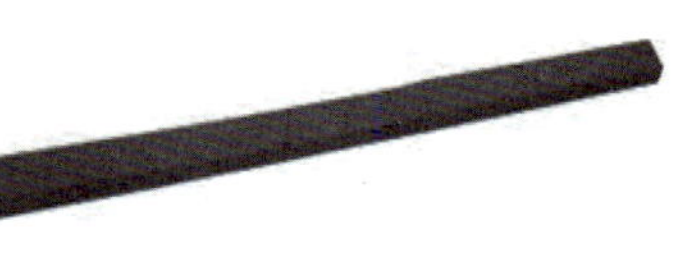

한궁 기준선은 경기 중 선수들의 파울을 방지하는 기능을 하며, 높이 3cm정도의 고무 매트로 제작된다.

8. 점수 기록판

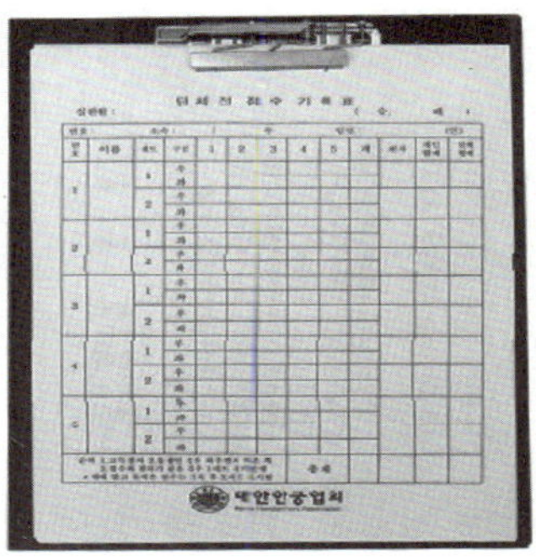

한궁 점수 기록판은 선수들의 경기를 진행할 때마다 점수를 정확하게 기록하여 순위와 등위를 기록한다.

9. 한궁 경기번호판

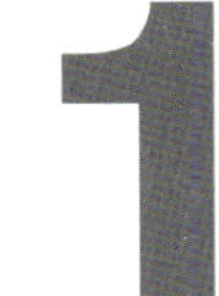

한궁 번호판은 각 코트별로 코트번호를 표시하며 경기 시에 선수들이 정해진 코트로 안내해 주는 역할을 한다.

10. 전자 호각

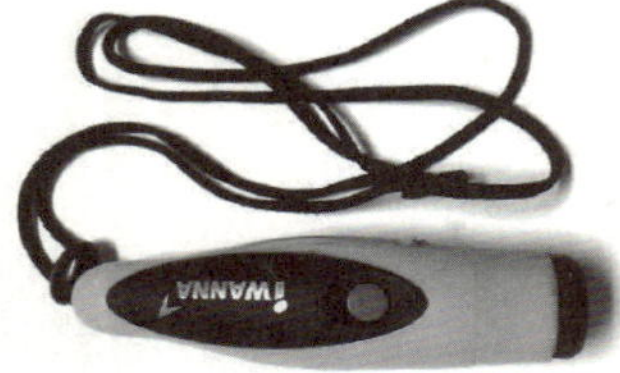

한궁 경기의 신속하고 질서 있는 대회를 진행하기 위해 호각을 통해 경기의 시작과 종료를 알려줄 때 사용한다.

11. 사대

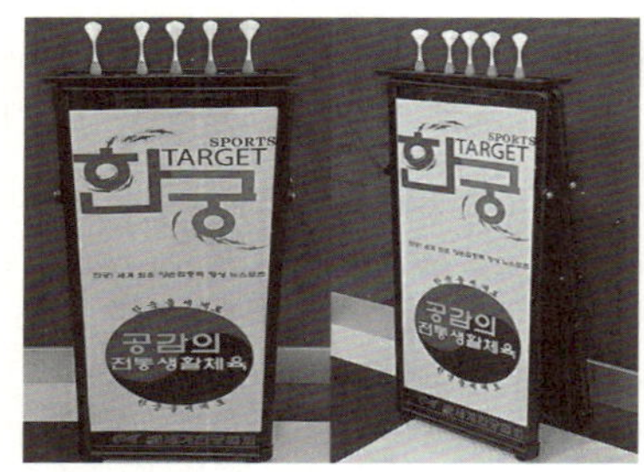

한궁 경기 진행 시 한궁 핀 보관 및 선수들이 기준선 안으로 넘어오는 행위를 통제하기 위해 사용된다.

12. 기타 용구

- 계산기 : 점수를 계산하고, 검산하는데 쓰임
- 볼펜 : 검은색으로 주심이 점수기록지에 점수를 표기할 때 사용
- 한궁 승리 도장 : 참여형 경기 시 다수의 참가자를 표시할 때 손에 찍어줌
- 운동화 : 실내용 운동화를 착용해야 한다.

13. 유니폼

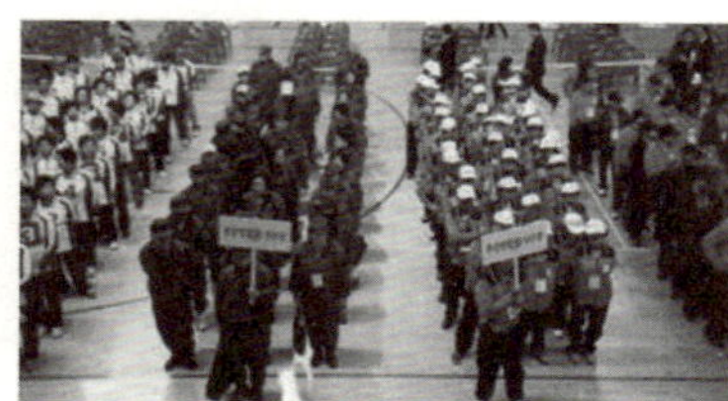

선수들이 경기하기 편안하고 단결력을 도모할 수 있으므로 유니폼을 입는다.

14. 심판복장

- 심판복장은 태극기의 백색(백의민족)과 검정색(건, 곤, 감, 이)를 의미한다.
- 심판 넥타이는 적색으로 한다.
- 심판 명찰은 청색바탕에 심판디자인이 되어 있다. 이 색깔은 태극기의 청, 홍을 의미한다.
- 심판명찰은 왼쪽가슴에 부착한다.
- 와이셔츠 백색을 입고 남녀 모두 검정색 정장을 입는다. 여름에는 정장 상의를 입지 않아도 된다.
- 심판복장으로 한궁이 창시형 전통종목임을 의미하는 것이다.

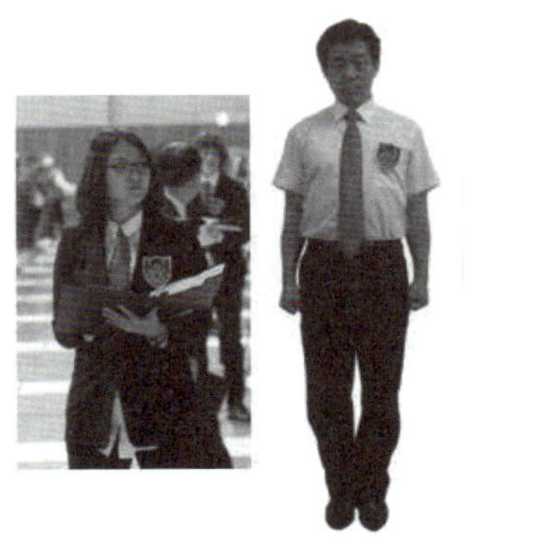

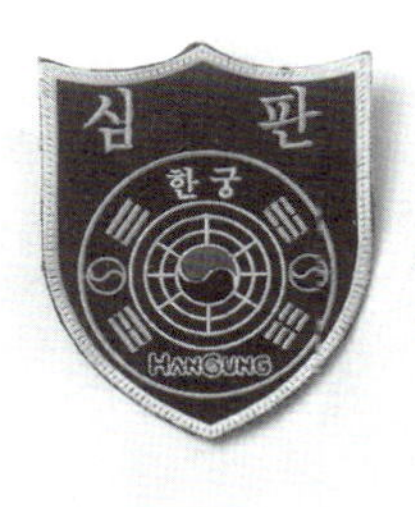

15. 한궁넥타이

태극기를 형상화 한 것으로 한궁지도자들이 착용한다.

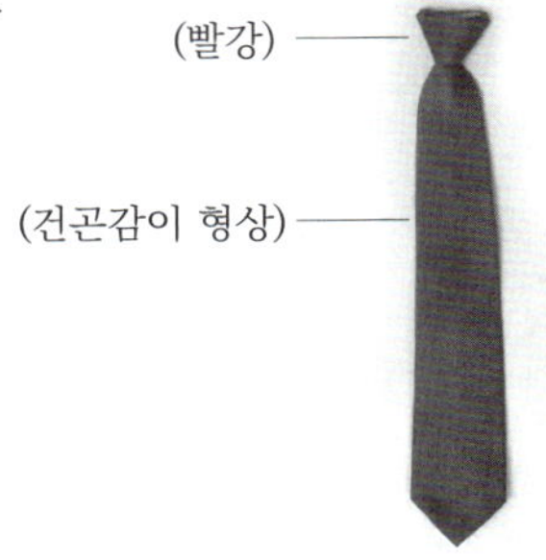

IV

한궁 경기를 위한 쥐기와 투구 자세

1. 한궁 핀 쥐기
2. 투구 자세
3. 장애인 투구 자세
4. 투구 시 기본자세
5. 투구 시 호흡 방법 순서
6. 한궁 투구 순서
7. 한궁의 잘못된 방법

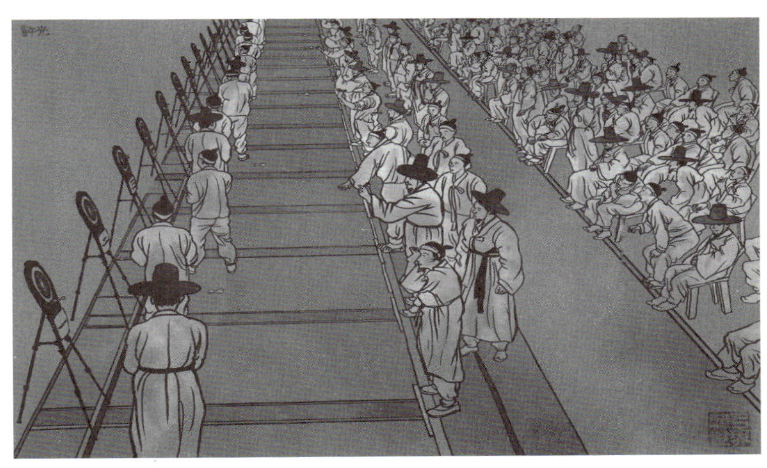

1. 한궁 핀 쥐기

가. 오른손 쥐기

한궁 핀을 오른손2개, 3개, 4개의 손가락으로 앞 부분 둥근 모양의 몸통을 쥔다. 한궁 개개인에게 적합한 쥐기를 선택하면 된다. 일반적으로 3손가락 쥐기를 많은 선수들이 선호한다.

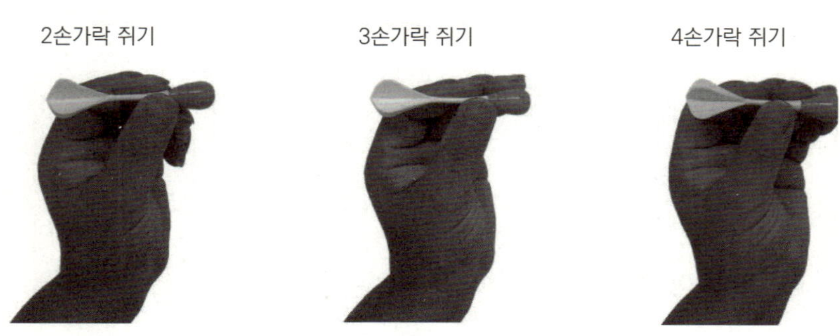

나. 왼손 쥐기

한궁 핀을 왼손2개, 3개, 4개의 손가락으로 앞 부분 둥근 모양의 몸통을 쥔다.

한궁 개개인에게 적합한 쥐기를 선택하면 된다. 일반적으로 3손가락 쥐기를 많은 선수들이 선호한다.

2. 투구 자세

투구의 준비자세는 투구 자세에 상관없이 표적-한궁 핀-눈이 일직선 상에 놓여야 한다.

가. 중간형

중간투구자세는 가장 기본적인 자세이고 투구시 가장 안정된 자세이고 권장하는 자세이다. 이 자세는 몸을 45° 내외의 각도로 서고 양 발을 어깨 넓이로 벌리고 투구하는 손을 눈 앞에서 조준을 하고 편안함을 최대로 하여 자세를 취한다. 이 자세의 장점은 투구준비자세 시 표적, 한궁 핀, 눈이 일직선상에 있다가 팔을 당겨 투구 시에도 자세가 흐트러지지 않아 타점이 일정하게 된다.

나. 정면형

정면투구자세는 양 발을 어깨 넓이로 벌리고, 투구하는 손을 눈 앞으로 놓고 반대 손은 자연스럽게 하고 자기 자세에 맞추어 편안하게 한다. 이 자세는 중간형이나 측면형 투구 자세로 하기에 어려움이 있거나 다리가 불편한 노인분들이 이 자세를 많이 선호한다. 다리를 살짝 구부렸다 펴면서 그 반동으로 한궁 핀을 좀 더 쉽게 던질 수 있기 때문이다. 하지만 투구준비자세 시 표적, 한궁 핀, 눈이 일직선상에 있다가 팔을 당길 때 핀이 어깨쪽으로 이동하여 자세가 흐트러지는 단점이 있다. 3m 이상의 한궁대회에는 이 자세가 적합하지 않다.

다. 측면형

측면투구자세는 90° 각도, 측면자세로 양 발을 어깨 넓이로 투구하는 손은 눈 앞에서 조준을 하고 편안한 자세를 유지한다. 이 자세는 몸의 반동을 활용할 수 없음으로 팔의 근력이 좋은 사람에게 권한다.

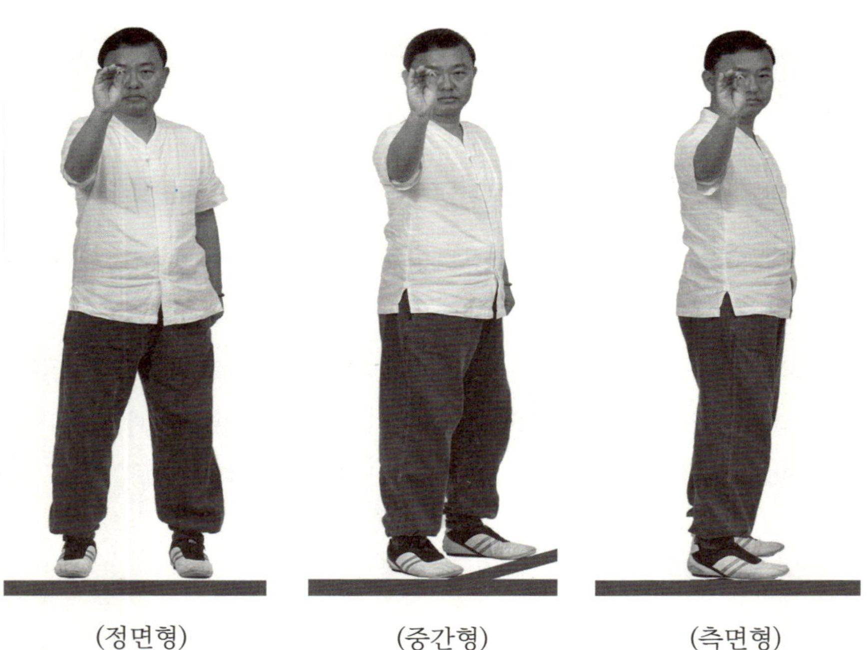

(정면형)   (중간형)   (측면형)

3. 장애인 투구 자세

가. 정면형

휠체어를 탄 상태에서 한궁 보드를 정면으로 바라보고 투구한다. 이때 휠체어의 발 받침대 위의 발끝이 기준선을 넘지 않아야 한다.

나. 중간형

기준선을 기준으로 45° 각도로 몸을 튼 상태에서 투구한다. 이때 발이나 휠체어의 앞 바퀴가 기준선을 넘지 않아야 한다.

다. 측면형

선수의 옆면과 한궁 보드가 일직선상에 놓인 위치에서 투구한다. 이때 휠체어의 한쪽 바퀴가 기준선을 넘지 않아야 한다.

* 자세에 관계없이, 투구하기 전에 휠체어의 바퀴를 고정하여 투구 시 휠체어가 움직이지 않도록 한다.

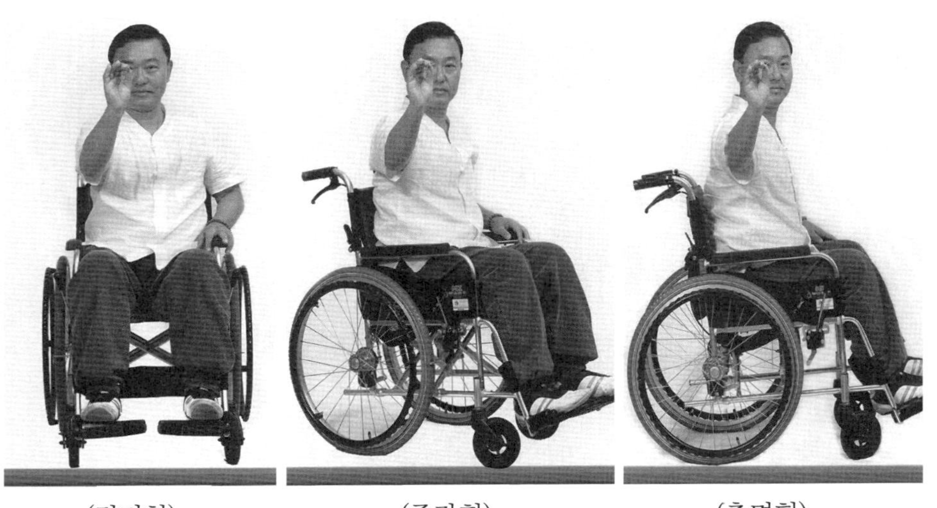

(정면형)	(중간형)	(측면형)

4. 투구 시 기본자세

기본자세란 안정된 심리상태와 신체의 균형을 위해 머리를 세우고, 표적을 바로 본 자세에서, 다리의 넓이는 어깨 넓이만큼 벌린 자세를 말한다.

이것은 정면· 중간· 측면 자세에 똑같이 적용된다.

양발의 간격의 기준을 어깨 넓이로 하는 것은 투구 시 체중이 두발에 균등히 실려 안정된 자세를 유지할 수 있기 때문이다. 또한 상체가 한쪽으로 기울어지는 것을 방지할 수 있다.

즉, 양발의 어깨 넓이만큼 벌리고, 몸의 중심을 한쪽으로 치우침 없이 두발에 고루 분배한 상태에서 표적을 편안히 마주 볼 수 있는 자세를 뜻하는 것이다.

대회 전 양팔을 스트레칭 하듯이 50~100회 구부렸다 펴는 동작을 하여 몸과 팔을 유연하게 한 후, 호흡을 편안하게 하고 가장 편한 자세로 대기하는 것이 중요하다.

5. 투구 시 호흡 방법 순서

한궁은 양손 스트레칭 운동과 함께 고도의 집중력을 요하는 운동이다. 따라서 대회 전 전신 스트레칭을 충분히 하고, 호흡법을 바르게 익혀 심신이 편안한 상태에서 운동을 해야 한다.

가. 정면, 중간, 측면 자세 중 자신에게 맞는 자세를 취한다. 그 이후 2~3회 호흡을 깊게 들이 쉬고 내쉬며 마음을 차분하게 한다.

나. 호흡을 2/3정도 내쉰 후, 호흡을 정지한 채로 몸을 움직이지 않는다.

호흡을 하는 동안에는 자세가 불안정 하기 때문에 정확한 투구 자세를 위해 투구 간 호흡을 정지한다.

다. 호흡을 정지한 채로 한궁 핀을 투구한 후 호흡을 내쉰다.

라. 다음 한궁 핀을 투구 시에도 위의 1) 2) 3) 단계 순서대로 한다. 1회 투구 시간이 10초이기 때문에 호흡을 조절하며 투구하는 것이 중요하다.

6. 한궁 투구 순서

가. 투구 자세 결정

투구 자세는 자신의 신체조건에 가장 적합한 자세에 맞추어 중간형, 측면형, 정면형 투구 자세 중 한 가지만을 선택한다.

나. 조준, 준비, 시작

조준 : 팔을 펴서 한궁 보드 중심과 한궁 핀, 눈을 일직선상에 놓는다.

준비 : 조준된 상태에서 한궁 핀을 눈 앞으로 천천히 잡아당긴다.

시작 : 눈 앞으로 온 상태에서 바로 팔을 한궁 보드 중심으로 쭉 펴며 투구한다.

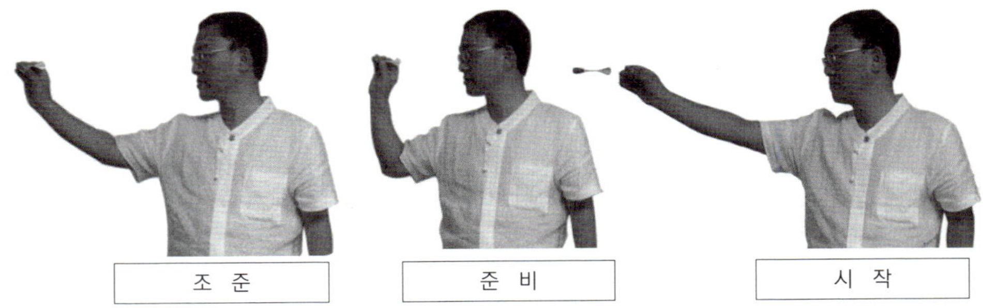

다. 점수확인, 기록

한궁 핀을 5회 투구한 후 선수는 점수를 확인하러 한궁 보드 앞으로 오면 심판이 점수를 불러주고 선수가 확인한 후 심판은 점수를 점수기록표에 기록을 한다.

라. 한궁 핀 회수

한궁 선수는 한궁 핀을 오른손 5회 투구 후 한궁 보드 앞으로 가서 점수를 확인 한 후, 한궁 보드에 부착되거나 바닥에 떨어져 있는 한궁 핀을 회수하고 처음 위치로 선다.

그런 후 왼손으로 5회 투구 후 동일한 방법으로 한궁 핀을 회수한다.

마. 투구완료, 점수확인

한궁 선수는 투구완료 후 총 점수 확인 후 대기 장소로 이동한다.

7. 한궁의 잘못된 방법

가. 잘못된 쥐기 방법

잘못된 쥐기 방법으로 투구 시 선수의 기본행동 불량으로 감점을 줄 수 있다.

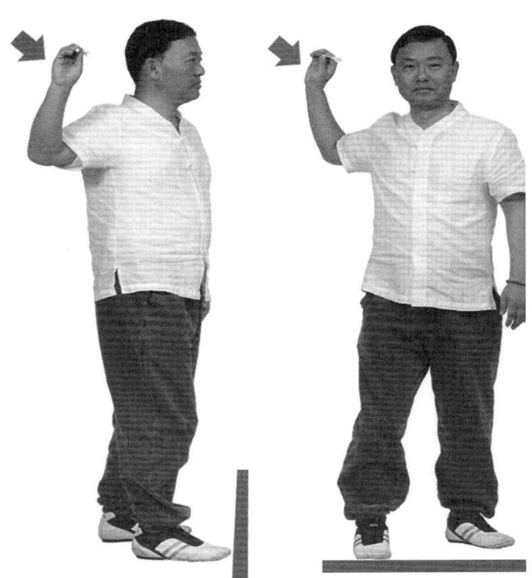

손을 뒤로 젖혀 야구공 던지듯이 투구하는 경우

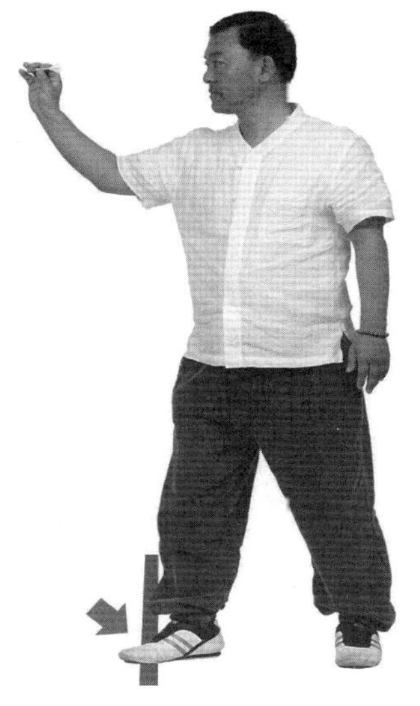

기준선을 밟고 투구하는 경우

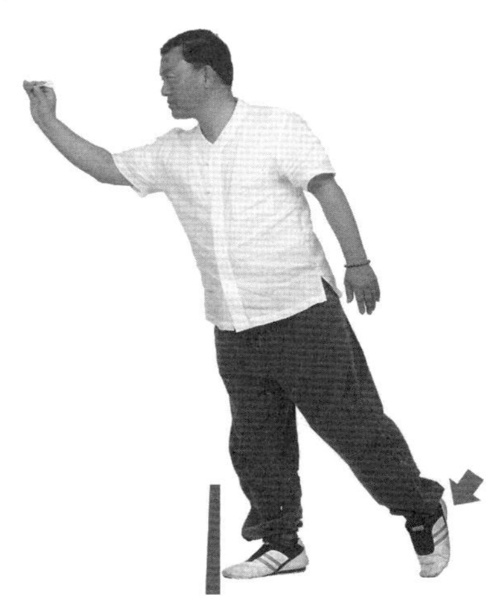

투구 전에 뒷발을 드는 경우

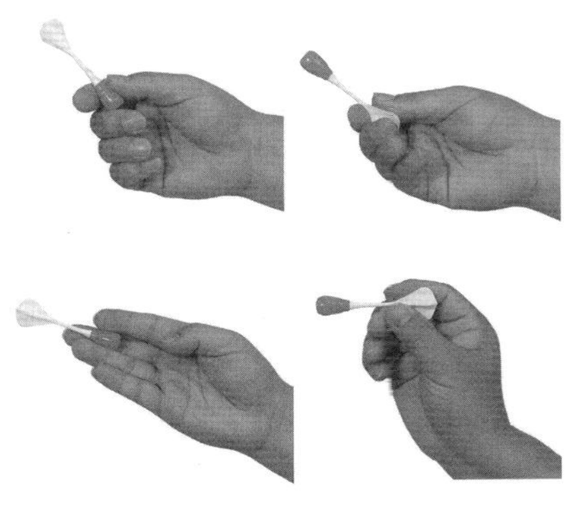

잘못된 쥐기 방법을 이용하여 투구하는 경우

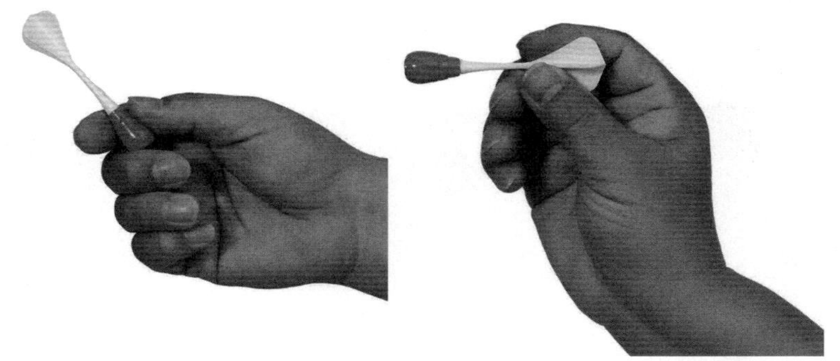

한궁 핀을 반대로 잡는 방법

한궁 핀을 뒤쪽 날개 중심으로 잡는 방법

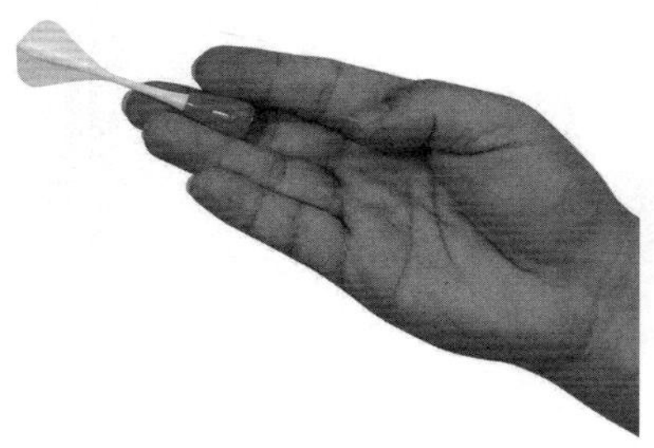

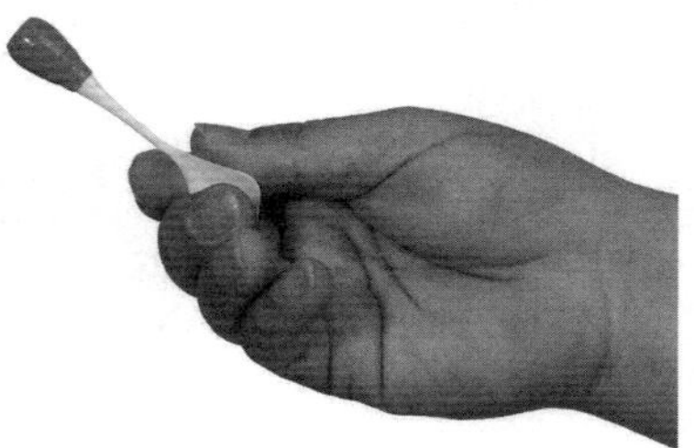

한궁 핀을 표창 던지듯 반대로 잡는 방법

한궁 핀을 뒤쪽 날개 중심으로
대각선으로 잡는 방법

다. 주의 사항

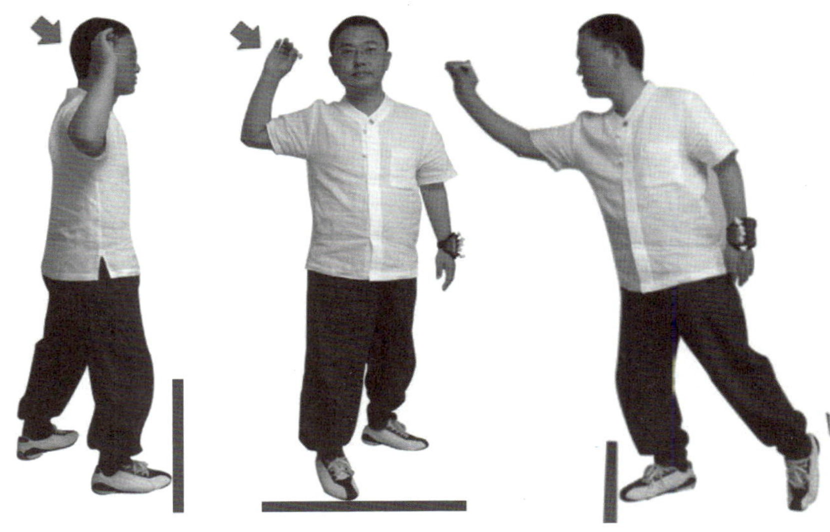

주의 : 손주의
(어깨를 벌려 야구하듯이 던짐)

주의 : 발 주의
(몸의 중심이 앞으로 가서 뒷발이 들림)

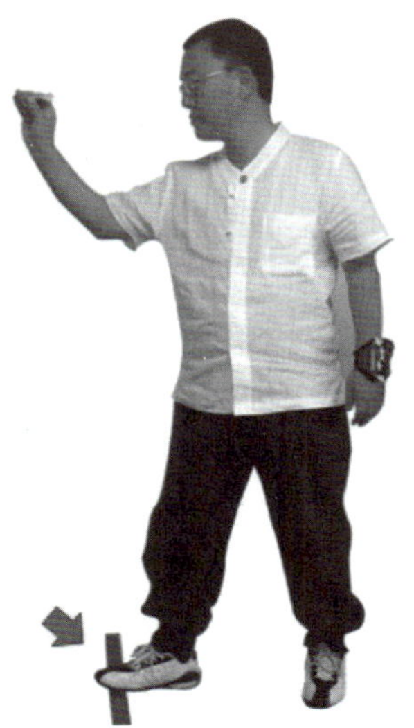

주의 : 기준선 주의
(발로 기준선을 밟는 경우)

주의 : 선수가 다음과 같은 스포츠맨답지 않은 태도를 취하거나, 심판의 경고를 무시할 경우 주의를 받는다.

① 실례가 되는 태도로 심판에게 말을 걸거나 몸을 대거나 하는 일.
② 무례하게 행동하는 일,
③ 상대가 싫어하는 짓을 굳이 하거나, 눈앞에서 손을 흔들어 앞을 보는 데 방해하는 일,
④ 고의적으로 게임을 지연시키는 행위 등.
⑤ 심판의 판정에 불복하고 무례한 행동하는 일.
⑥ 던진 핀을 회수하지 않는 경우.

주의 : 기본자세 주의

V

한궁 경기 규칙

1. 경기 방법
2. 점수기록
3. 주심과 부심의 위치
4. 경기장

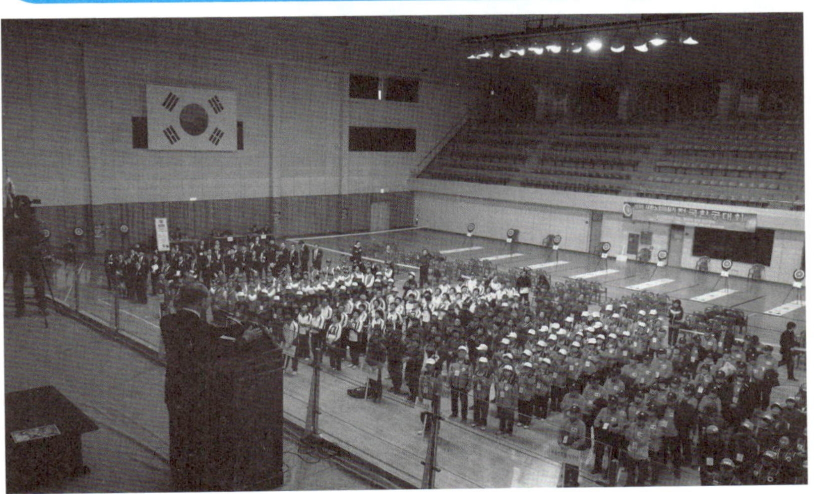

1. 경기 방법

한궁 한 경기의 투구 수는 한궁 핀을 한궁 보드에 오른손으로 5회, 왼손으로 5회, 양손 투구 수 합 10회를 던져 높은 점수로 승부를 내는 기록 경기이다.

한 경기는 대회 성격에 따라 1세트(10회), 2세트(20회), 3세트(30회) 등으로 경기를 진행할 수 있다.

참여형 한궁대회의 경우는 한궁 핀을 3회 또는 5회를 투구하여 높은 점수로 승부를 결정하기도 한다.

* 시작 호각이 울린 후 오른손 5회를 50초 이내에 투구하여야 한다.

2. 점수기록

점수기록은 오른손 점수와 왼손의 점수를 기록한 후 양손의 합산점수를 기록한다.

그리고 오른손 점수, 왼손점수 차이를 점수기록표에 기록한다.

대진번호:		소속:		(		) 부	성명:			(인)
이름	구분	1	2	3	4	5	주의, 경고	계	차이	합계
	우						주: 경:			
	좌						주: 경:			
순위	1. 고득점자 2. 동점인 경우 좌우 차이 적은 쪽 3. 점수와 차이가 같을 경우 1세트 경기진행 4. 밖에 맞고 들어온 점수는 기록 후 X 표시 5. 밖에 나간 핀 X 표시 6. 주의, 경고는 / 표시									

같은 점수가 나올 시에는 좌, 우 차이가 적은 쪽이 승리한다.

양손 투구점수와 차이가 같은 경우 1세트 경기를 추가로 하여 승부를 결정한다.

3. 주심과 부심의 위치

가. 심판의 위치

주심은 한궁 받침대 우측 10cm지점에 왼발을 일직선상에 놓고 양 발을 어깨 넓이로 편하게 한다. 한궁 보드와 한궁선수, 한궁 핀의 투착 위치 등을 동시에 잘 볼 수 있도록 몸의 방향을 정한다.

나. 부심의 위치

부심은 선수의 우측으로 1m , 뒤로 1m에 양 발을 어깨 넓이로 서서 위치한다.

부심은 선수의 투구 자세와 기준선을 넘는 것 등을 잘 볼 수 있는 위치와 몸의 방향을 정한다.

4. 경기장

가. 한궁 경기장(court)은 특별한 제한이 없다. 장애물이 없는 평면의 공간이면서, 실외는 햇빛이 비치지 않는 공간을 한궁 경기장으로 사용한다.

나. 코트(경기장)의 규격은 한궁 1세트 기준으로 한궁 보드 앞 기준선을 중심으로 왼쪽 1m, 오른쪽 1m, 전면으로 4m(2mX4m)를 기준으로 한다.

다. 한궁의 표적 중앙까지의 높이는 일반은 1.35m~1.4m 어린이, 장애인
은 1.2m로 한다.

라. 한궁의 투구거리는 일반 및 청소년은 한궁 받침대 앞다리 기준선을 기
준으로 3m, 노인 2.5m, 장애인, 중학생 2m, 어린이, 노약자 2m, 유
치원 어린이는 1m 거리에서 경기를 하고, 거리를 반드시 표시한다.

마. 코트규격은 경기성격과 여건에 따라 조정될 수 있다.

1-2 경기장 레이아웃(그림표 참고)

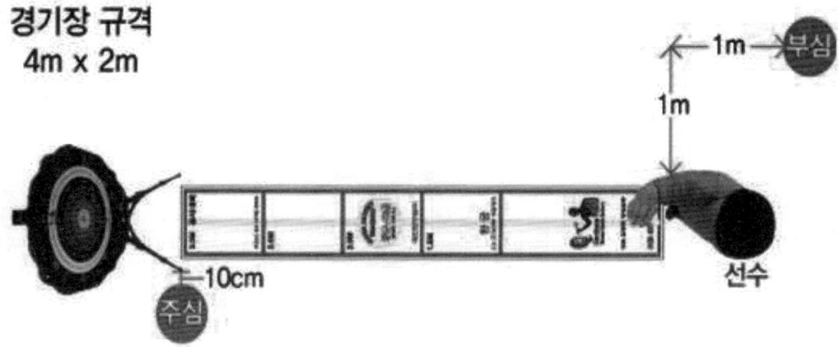

VI

한궁 경기 순서

1. 팀 편성
2. 참가선수 등록 및 준비사항
3. 주심 및 부심 배치
4. 한궁 경기장 설치
5. 선수
6. 득점 인정 및 무효
7. 심판
8. 한궁 기록카드(KH카드) 활용

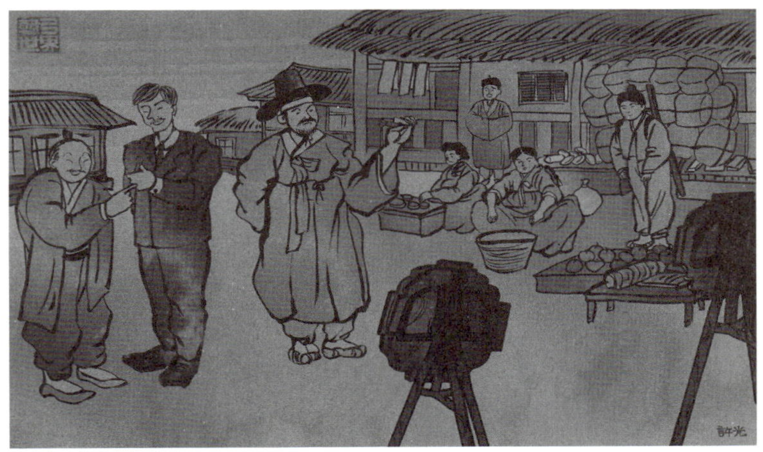

1. 팀 편성

가. 개인전

남자개인전 : 남자 1명인 1세트(10회 투구) 점수로 승부를 가린다.

여자개인전 : 여자 1명인 1세트(10회 투구) 점수로 승부를 가린다.

나. 혼성전 : 남성 2명, 여성 2명을 한 팀으로 한다.

다. 남자단체전 : 남자 10명씩을 한 팀으로 한다.

라. 여자단체전 : 여자 10명씩을 한 팀으로 한다.

마. 가족전 : 가족(부모와 어린이, 3세대 가족)이 1팀이 되어 경기를 한다.

* 기록경기나 토너먼트경기를 진행하는데 참가 인원에 따라 예선전부터 8강전까지는 기록경기를 하고 4강전부터는 토너먼트 경기로 진행한다.

2. 참가선수 등록 및 준비사항

가. 참가선수 등록

- 한궁대회 전 지정된 기일 내에 참가자는 참가 등록을 완료해야 한다.
- 참가자 등록 시 사진(스캔)과 신상명세 등 신청서 세부내역 명확히 입력
- 등록대상 : 선수, 감독, 코치, 임원, 운영요원 등
- 등록방법은 대회 주최자가 지정한 참가양식에 따라 제출해야 한다.

나. 참가선수 준비사항

- 대회 참가자는 선수명찰을 착용하고, 신분 확인 및 부정행위 예방을 위해 주민등록증, 운전면허증 등 기타 신분증을 지참해야 한다.

- 참가선수는 부상방지를 위하여 적합한 신발을 착용하여야 하며 부상의 염려가 있는 물품을 몸에 착용하지 않도록 해야 함

3. 주심 및 부심 배치

- 주심 : 한궁 보드 받침대 우측 10cm지점에 왼발을 일직선상에 놓고 위치한다.

- 부심 : 선수의 우측으로 1m , 뒤로 1m에서 위치한다.

- 주심과 부심은 대회 중에는 자리를 떠나서는 안되고, 경기 시작 전에는 준비선수와 대기선수를 통제한다.

4. 한궁 경기장 설치

가. 한궁 2세트 설치 (2인 한궁 운동)

- 한궁 2세트 설치하여 2인 한궁 운동을 기본으로 경쟁운동을 통한 운동 효과를 극대화 한다.
- 인원 30여명 되는 경로당이나 복지관에 설치하여 한궁 연습용으로 사용한다.
- 가정이나 유치원, 회사 등에 설치하여 한궁 게임을 통해 친목을 도모하는데 적합하다.

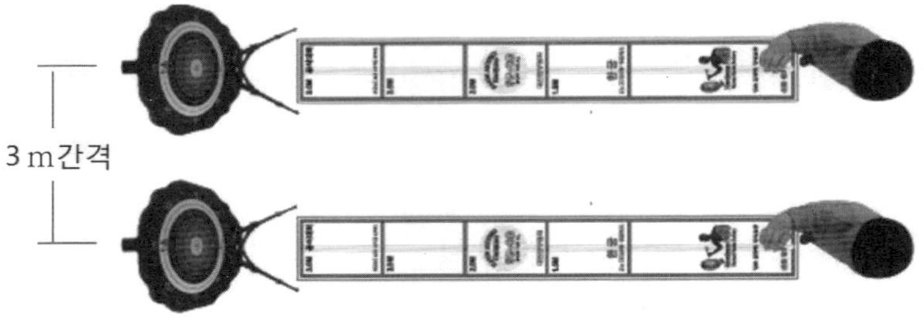

나. 한궁 4세트 설치

- 인원이 50~100여명 되는 마을회관, 복지관, 사찰, 교회, 태권도장과 가족 소형 한궁대회에는 4대를 설치하여 한궁대회를 한다.
- 한궁대회는 최소한 4대를 기준으로 할 수 있다.

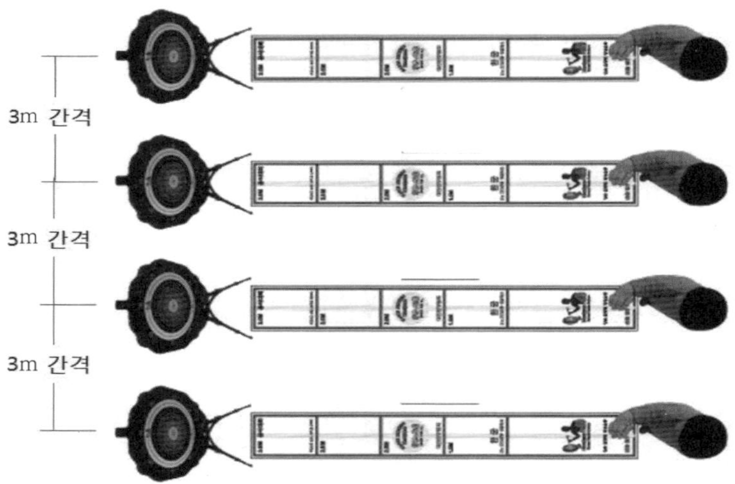

다. 한궁 8세트 설치

- 한궁 8세트 설치 방법은 실내 체육관이 좋으며 한궁과 한궁 중심간 거리는 3m가 규정이며, 한궁 거리판, 기준선을 세팅하고, 1경기장 기본 규격은 2m X 4m이다.

- 8세트를 설치하고 한궁대회를 하는 것부터 정식 한궁대회로 인정할 수 있다.

- 참가 인원 200~400명의 한궁대회를 할 수 있는 한궁 공식 대회다.

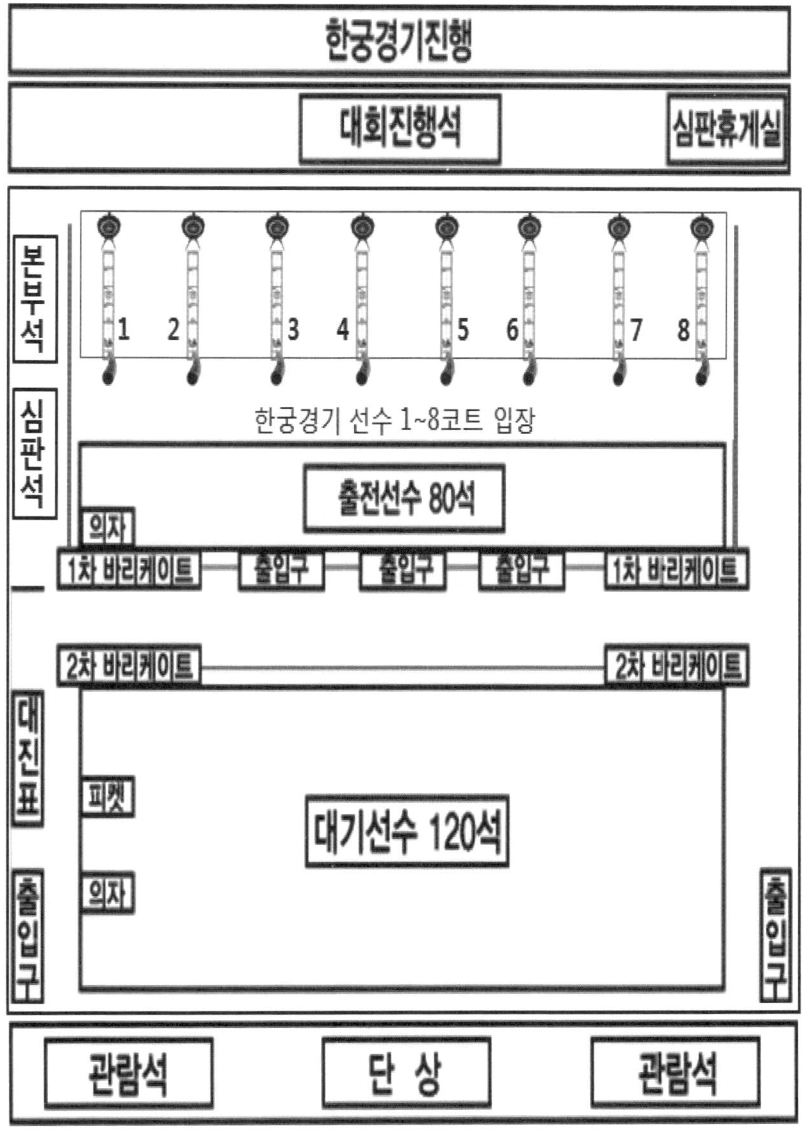

라. 한궁 16세트 설치

- 한궁 16세트 설치 방법은 실내 체육관이 좋으며 세트 간의 사이는 3m가 이상적이며, 한궁 거리판, 기준선을 세팅하고, 1경기장 규격은 2m X 4m이다.

- 모든 한궁 공식대회는 16세트를 설치하여 대회를 한다.

- 참가인원 300~1,600명의 선수들이 한궁대회를 할 수 있다.

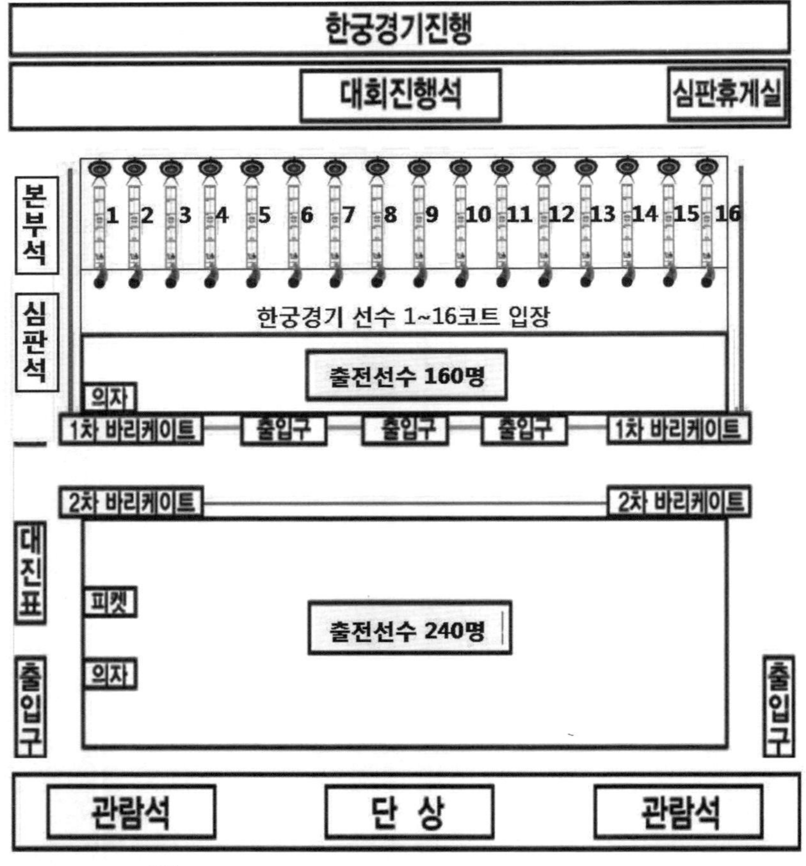

74

5. 선수

가. 선수의 준비 사항

① 경기장에 임하는 선수들은 사전에 단체전, 혼성전, 남녀개인전 등 한궁 선수 등록을 사전에 완료하여야 한다.

② 한궁 선수는 대회 시 중복 출전을 할 수 없다. 여러 종목에 중복 출전 시 부정행위로 간주하여 몰수 패를 선언한다.

③ 명찰과 신원을 확인할 수 있는 신분증을 지참하여야 한다.

④ 신분증은 부정행위를 예방하기 위해서 반드시 필요하고, 심판은 대회 개시 전 신분확인을 한다.

⑤ 한궁 선수들은 한궁 핀 케이스와 한궁 핀을 개인소장하고 한궁 핀과 케이스에 개인 표시를 하여야 한다.

나. 선수의 의무

① 선수는 명찰과 신분증을 지참해야 하며, 진행요원이나 심판이 제시를 요구할 시 지체 없이 바로 제출한다.

② 한궁 핀은 개별 소지품으로 선수가 개별적으로 준비한다.

③ 경기 전 경기 주의사항을 숙지하고 경기에 임한다.

④ 경기 방법과 경기일정을 정확히 숙지하고 있어야 한다.

⑤ 다른 선수의 경기 시 정숙해야 할 의무가 있고, 격려를 해주어야 한다.

⑥ 한궁 선수는 심판의 판정을 존중하여야 한다.

다. 대기선수의 의무

① 선수는 명찰과 신분증을 지참해야 하며, 진행요원이나 심판이 제시를
　 요구할 시 지체 없이 바로 제출해야 할 의무가 있다.

② 한궁 핀은 개별 소지품으로 선수가 개별로 준비해야 할 의무가 있다.

③ 경기 전 경기 주의사항을 숙지하고 경기에 임해야 할 의무가 있다.

④ 경기 방법과 경기일정을 정확히 숙지하고 있어야 한다.

⑤ 다른 선수의 경기 시 정숙해야 할 의무가 있고, 격려를 해주어야 한다.

⑥ 한궁 선수는 부심의 지시를 따라 질서유지를 잘 해야 한다.

6. 득점 인정 및 무효

가. 득점 인정

● 한궁 보드의 점수판에 한궁 핀이 맞아 점수표시부에 표시된 점수를 인
　 정한다.

● 한궁 핀이 맞고 떨어져도 표시된 점수를 인정한다.

● 보드에 맞고 이중 점수가 나올 경우에는 앞에 나온 점수를 인정한다.

● 맞고 떨어졌을 때 점수가 안 나올 경우 심판이 점수를 판정한다.

● 심판의 실수로 점수를 판단할 수 없을 때 심판의 지시에 의해 다시 투
　 구한다.

나. 득점 무효

● 한궁 기계의 오동작으로 인한 점수는 무효로 하고 심판의 지시에 의해

다시 투구한다.

- 한궁 보드의 외부에 맞고 다시 보드 안쪽에 맞은 점수는 무효이다.
- 한궁 보드에 맞고 이중 점수가 나올 경우 뒤에 나온 점수는 무효이다.

다. 주의

경기중 선수가 반칙을 하는 경우 주의를 줄 수 있다.

- 손 주의 : 한궁 핀을 어깨를 벌려 야구공 던지듯이 던지면 주의
- 발 주의 : 한궁 핀을 던지기 전 발 뒤꿈치가 떨어지면 주의

 한궁 핀을 던진 후 몸이 앞으로 쏠려 뒷발 전체가 바닥에서 떨어지면 주의

- 기준선 주의 : 한궁 핀을 던진 후 몸 중심이 앞으로 나가 발이 기준선을
  넘으면 주의

  선수의 앞발이 기준선을 밟거나 앞으로 넘어가면 주의

  휠체어 선수는 휠체어를 기준선에 맞추어 확실히 고정시킨다.

  고정이 않되 휠체어가 기준선을 넘어가면 주의

- 선진입 주의 : 종료 신호가 울리기 전 선수 경기장내 진입 시

라. 경고

- 주의를 2번 받을 경우 경고를 준다.
- 왼손 세트시 오른손으로 던졌을 때
- 주장 이외의 선수, 임원이 질의나 이의로 경기를 지연시켰을 때
- 경기 중 세트 교체 시 최대 3분 이상을 고의로 지연시켰을 때
- 경기 중 식음을 하거나 제공하는 행위
- 경기품위손상 및 운용차질에 영향을 끼칠 수 있다고 판단될 때
- 상대가 한궁 핀을 던질 때 방해하는 행위

- 심판판정에 항의하거나 비 스포츠적인 행위

마. 감점

- 한 경기에 3회 반칙 시
- 경기에 불응하거나 경기 지연 시

7. 심판

가. 주심

- 역할 : 한궁 점수 기록 및 선수에게 주의 및 경고를 줄 수 있다.
- 위치 : 한궁 받침대 우측 10cm 지점에 왼발을 일직선상 어깨 넓이로 위치한다.
- 준비물 : 기록지, 볼펜, 계산기, 기록대

나. 부심

- 역할 : 주심을 도와 선수의 주의사항을 주심에게 통보한다. 한궁 투구 자세와 대기선수를 관리한다.
- 위치 : 선수의 우측으로 1m , 뒤로 1m에 위치한다.
- 준비물 : 스톱워치 (핀 1개를 10초 이내에 던져야 한다.)

다. 기록원

- 역할 : 모든 선수들의 한궁 점수를 기록하여 판정한다.
- 위치 : 대회 본부석에 위치한다.

- 준비물: 노트북

8. 한궁 기록카드(KH카드) 활용

가. KH카드란?

- 한궁 운동을 체계적으로 정리 및 지속, 관리할 수 있도록 정리된 표를 말한다.
- 한궁의 특징인 양손 운동을 체계적으로 관리하기 위한 것으로 오른손과 왼손의 편차, 점수를 통한 집중력을 관리할 수 있다.
- 개인평가표의 경우, 한 선수가 오른손 5회, 왼손 5회를 던지는 것을 1세트로, 총 10세트를 던져, 그 총점을 분석하여, 한궁 집중력 급수와 좌·우 편차를 관리할 수 있다.

나. KH카드의 활용

- 개인 평가표 : 개인의 운동량을 측정하여 관리하는 표로서, 개인 급수 및 편차를 구하는 표 (총 10세트를 작성하도록 구성)
- 개인용 12주 평가표 : 경로당 및 복지관 개인 교육용 평가표로서, 복지관 및 경로당 등에서 12주간 한궁을 관리, 교육하는 표
- 단체용 양손집중력향상 측정 분석표 : 각 단체에서 해당 소속 회원들의 점수 분포도를 한눈에 볼 수 있도록 관리하는 표

(excel 로 구성되어 있으며, 선수들의 명단과 점수를 기입하면 자동으로 순위, 분포도가 표시됨)

다. 한궁 개인용 평가표(KH카드)

소속: 이름: 나이: 장애급수: 나의 급수:

거리선택(유소년1.5M)(초급: 2M)(중급: 2.5M)(고급: 3M) / 측정은 왼손5발, 오른손5발, 합 10발을 1세트로 총 10세트로 측정함.

	왼손5발	한손(정면)	오른손5발	한손(90도)	좌/우 합계	한궁급수		나의 급수
1						0-19	10급	
2						20-24	9급	
3						25-29	8급	
4						30-34	7급	
5						35-39	6급	
6						40-44	5급	
7						45-49	4급	
8						50-54	3급	
9						55-59	2급	
10						60-64	1급	
합계						65-68	1단	
평균점수						69-72	2단	
바른자세	무관심	못함	보통	잘함	아주잘함	73-76	3단	
점수	6	7	8	9	10			
나의점수								
* 한궁 급수: 신체의 근력과 학습 및 운동 집중력을 평가함.						77-80	4단	
* 양손 차이율: 왼손과 오른손의 근력 및 운동신경, 좌뇌와 우뇌의 능력 차이를 평가함.						81-84	5단	
점수 차이율(%)	(높은 평점-낮은 평점)/높은 평점)X100= %					85-88	6단	
좌우평가	우수함 (A)	보통(B)	노력(C)	미흡(D)	경고(F)	89-92	7단	
평가기준	~5%, ~10%	~15%, ~20%	~25%, ~30%	~35%, ~40%	41%~	93-96	8단	
나의 차이율						97-100	9단	

세계한궁협회

- 왼손 5회 : 왼손 5회 던진 합산 점수를 기입

- 오른손 5회 : 오른손 5회 던진 합산 점수를 기입

- 한손 (정면) : 장애인 중 한손만 있으신 분이 던진 점수를 기입(오른손)

- 한손 (90도) : 장애인 중 한손만 있으신 분이 90도 각도에서 던진 점수
  (왼손)를 기입

- 좌우합계 : 왼손 5회, 오른손 5회 점수를 합산한 점수를 기입

- 평균점수 : 총 10세트를 던진 합산 점수를 10으로 나눈 평균 점수

- 한궁 급수 : 평균점수를 대입해 개인 한궁 집중력 능력 평가, 등급

- 양손 차이율 : 왼손과 오른손의 근력 및 운동신경, 좌.우뇌 능력 차이 평가

- 바른자세 : 5단계로 하여 6~10까지 점수로 평가

라. 한궁 개인용 주간 평가표(KH카드)

- 기간 : 12주간을 설정, 매주 한궁 점수를 기록, 점수를 관리

- 1~10 : 총 10세트를 던져 나온 1세트 점수를 각 횟수에 기입

- 합계 : 매주 10세트를 던져 나온 합산 점수를 기입

- 평균점수 : 총 10세트 던진 합산점수를 10으로 나눈 평균 점수

- 양손 차이율 : (높은평점 – 낮은평점) / 높은평점 X 100=　　(%)

마. 한궁 단체전 점수평가 분석표

- 급수 : 해당 선수의 점수대 별 구역을 정해 등급 별 표시

- 양손 차이율 : 왼손과 오른손 편차율을 구역을 정해 등급 별 표시

- 평균 차이율 : 팀 내 선수들의 평균 차이표시

- 평균 점수 : 팀 내 선수들의 평균 점수

- 최고 점수 : 팀 내 선수들 중 최고 점수

한궁 양손 집중력향상 KH카드 (측정표)

1회 측정량 : 오른손 5달(50점 만점), 왼손 5발(50점 만점), 합이 10회를 1set로 하여 10set를 측정한다.
거리 기준 초급(유소년) : 1.5M 초급 : 2.0M 중급 : 2.5M 고급 : 3.0M   기록은 반드시 세계한궁협회 공인 한궁으로 측정한다.

기간	오른 1주	왼손 1주	오른 2주	왼손 2주	오른 3주	왼손 3주	오른 4주	왼손 4주	오른 5주	왼손 5주	오른 6주	왼손 6주	오른 7주	왼손 7주	오른 8주	왼손 8주	오른 9주	왼손 9주	오른 10주	왼손 10주	오른 11주	왼손 11주	오른 12주	왼손 12주	나의 한궁점수
1																									1주
2																									2주
3																									3주
4																									4주
5																									5주
6																									6주
7																									7주
8																									8주
9																									9주
10																									10주
																									11주
																									12주
합계																									
평균점수																									
양손차이율(%)																									

1) 한궁 급수구성 기준표 (집중력과 몸의 유연성, 근력측정

급수	9단	8단	7단	6단	5단	4단	3단	2단	1단	
점수	100~97점	96~93점	92~89점	88~85점	84~81점	80~77점	76~73점	72~69점	68~65점	
급수	1급	2급	3급	4급	5급	6급	7급	8급	9급	10급
점수	64~60점	59~55점	54~50점	49~45점	44~40점	39~35점	34~30점	29~25점	24~20점	19~0점

바른자세	무관심	못함	보통	잘함	아주잘함	올바른 투구자세를 6,7,8,9,10 사이 의
점수	6	7	8	9	10	다섯 단계 기록 (10: 제일 바른자세)

	1주	2주	3주	4주	5주	6주	7주	8주	9주	10주	11주	12주
바른자세												

한궁 차이율 급수 기준표(좌뇌와 우뇌의 능력비교 및 우뇌 사용능력 측정)

차이율	5%미만	10%미만	15%미만	20%미만	25%미만	30%미만	35%미만	40%미만	45%미만
점수	A+	A	B+	B	C+	C	D+	D	F

① A+, A급: 매우 좋음, 좋음; 정기적인 관리 필요
② B+, B급: 관리필요, 운동필요; 매일 규칙적인 운동을 통해 관리 필요
③ C+, C급: 주의 요함, 적극적 운동 필요함. 매일 규칙적인 운동을 통해 관리 필요
④ D+, D급: 심각함, 전문의를 통해 상담 및 지속적인 운동을 통해 지도 요망
⑤ F급: 매우 심각함, 전문의를 통해 상담 및 지속적인 한궁운동을 통해 지도 요망
* 양손 차이율을 구하는 공식: 〈〈(높은평점-낮은평점)/높은평점)〉X100=   %

- 최저 점수 : 팀 내 선수들 중 최저 점수

- 분포도 : 팀 전체 구성원의 한궁 능력치를 한눈에 볼 수 있으며, 관리함

- 개인별 순위 : 팀 내 선수들의 점수를 기입하면, 자동으로 순위와 차이율이 계산됨

개인전/단체전 점수분포도   소속: 한궁협회   심판: 조○○   측정일: 2012년 01월 10일

양손 차이율	급수	100~97	100~97	100~97	100~97	100~97	100~97	100~97	100~97	100~97	100~97	100~97	100~97	100~97	100~97	100~97	100~97	100~97	100~97	100~97
		9단	8단	7단	6단	5단	4단	3단	2단	1단	1급	2급	3급	4급	5급	6급	7급	8급	9급	10급
5%이하	A+	0	0	0	0	0	0	0	0	1	0	0	0	0	0	0	0	0	0	0
6%~10%	A	0	0	0	0	0	0	0	0	0	0	0	0	0	0	0	0	0	0	0
11%~15%	B+	0	0	0	0	0	0	1	0	0	1	0	0	0	0	0	0	0	0	0
16%~20%	B	0	0	0	0	0	0	0	0	0	0	1	0	0	0	0	0	0	0	0
21%~25%	C+	0	0	0	0	0	1	0	0	0	0	0	0	0	0	0	0	0	0	0
26%~30%	C	0	0	0	0	0	0	0	0	0	0	0	0	0	0	0	0	0	0	0
31%~35%	D+	0	0	0	0	0	0	0	0	0	0	0	0	0	0	0	0	0	0	0
36%~40%	D	0	0	0	0	0	0	0	0	0	0	0	1	0	0	0	0	0	0	0
41%~50%	F	0	0	0	0	0	0	0	0	0	0	0	1	0	0	0	0	0	0	0
51%~60%	F1	0	0	0	0	0	0	0	0	0	0	0	0	0	0	0	0	0	0	0
61%~70%	F2	0	0	0	0	0	0	0	0	0	0	0	0	0	0	0	0	0	0	0
71%~80%	F3	0	0	0	0	0	0	0	0	0	0	0	0	0	0	0	0	0	0	0
81%~90%	F4	0	0	0	0	0	0	0	0	0	0	0	0	0	0	0	0	0	0	0
91%이상	F5	0	0	0	0	0	0	0	0	0	0	0	0	0	0	0	0	0	0	0
	7	0	0	0	0	0	1	1	0	1	1	1	2	0	0	0	0	0	0	0

개인별 순위

순위	이름	점수	차이율
1등	조○○	78	23%
2등	김○○	75	13%
3등	박○○	66	6%
4등	허 ○	64	12%
5등	정○○	55	17%
6등	정○○	54	41%
7등	김○○	53	39%

분포도 확인

VII

심판법

1. 심판의 역할과 위치
2. 심판의 권한
3. 부심의 자세와 역할
4. 시합 진행시 심판의 의무
5. 심판 자격증

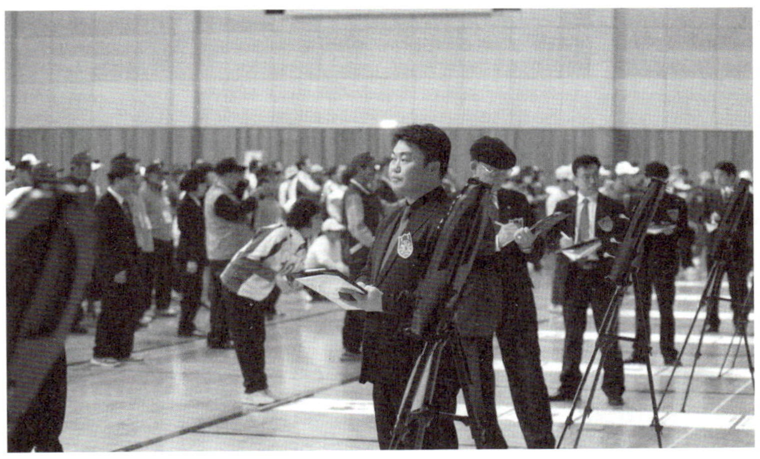

1. 심판의 역할과 위치

가. 심판의 역할

- 심판장은 전체대회를 관장한다. 선수를 해당 코트로 입장시킨다.
- 주심 : 한궁 점수의 판정과 기록 및 선수에게 주의, 경고, 감점, 실격을 줄 수 있다.
- 부심 : 주심을 도와 선수의 투구 자세 및 기준선 주의사항을 주심에게 통보하고 대기선수를 관리한다.

나. 심판의 위치

심판은 한궁 보드와 한궁 선수, 한궁 핀의 부착 위치 등을 동시에 잘 볼 수 있는 위치와 몸의 방향을 정한다.

- 주심위치 : 한궁 받침대 우측 10cm 지점에 왼발을 일직선상에 놓고 어깨 넓이로 다리를 벌려 안정된 자세로 위치한다.
- 부심위치 : 선수의 우측으로 1m , 뒤로 1m에서 어깨 넓이로 다리를 벌려 안정된 자세로 위치한다.

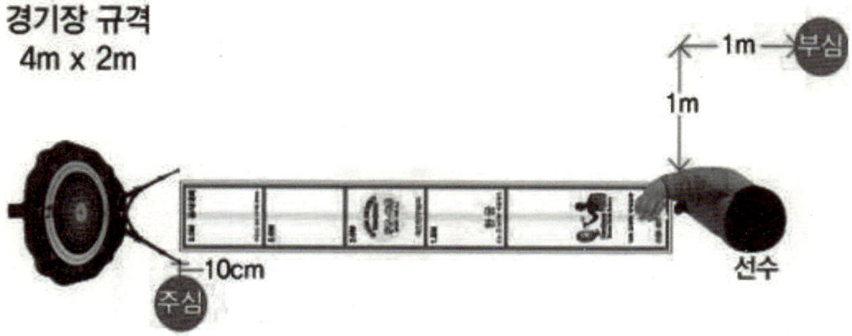

2. 심판의 권한

주심은 한궁 보드를 보고 점수를 관리하며, 선수에게 주의, 경고, 감점을 줄 수 있다.

가. 주의

주의는 점수에 영향을 미치지 않고 "주의"를 주는 것을 말한다.

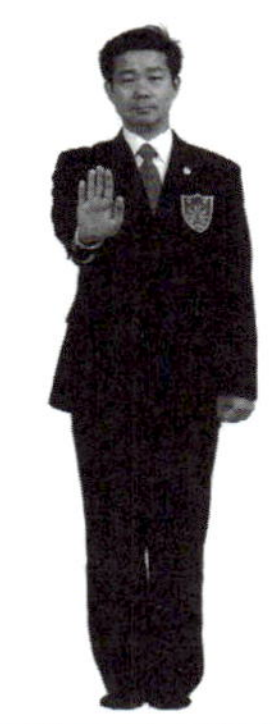

1. "선수중지"
경기중단 시킬 때

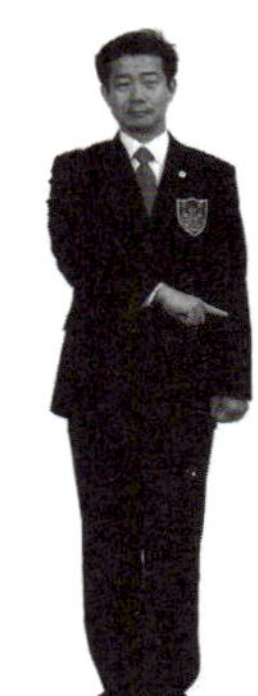

2. 옆 자세
주의 주기 전 동작

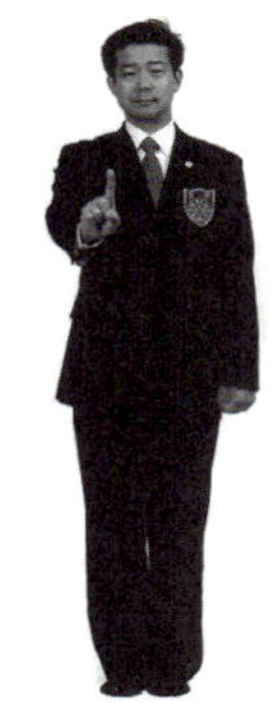

3. "주의"
선수 주의 줄 때

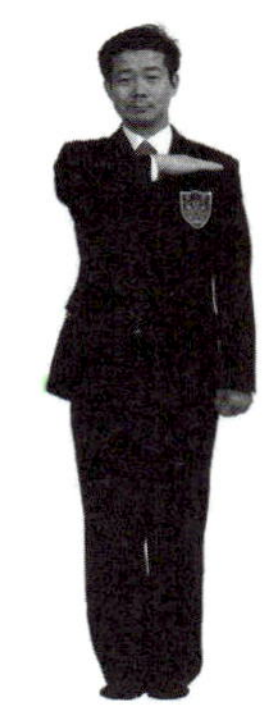

4. "계속"
경기를 속행 시킬 때

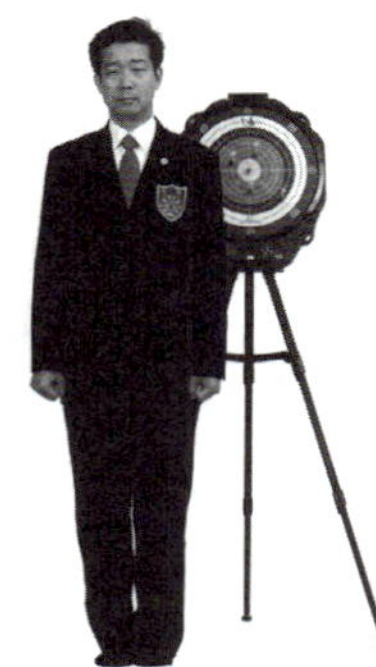

5. 바로
한궁 앞에 서있음

주의 종류

1. 손 주의
투구시 가슴을 벌리고 야구하듯이 던지는 행위

2. 발 주의
투구시 뒷발을 들어 몸을 앞으로 하여 던지는 행위

3. 기준선 주의
기준선 "밟거나 투구 후 발이 기준선 넘어가는 것

4. 자세 주의
비 스포츠적인 행위.
심판 판정 불복 행위 등

주심의 역할 (주의)

* 주심은 정해진 위치에 서서 한궁 핀이 한궁 보드에 맞는 위치와 점수를 판정, 확인하고 선수에게 점수를 알려주고 그 점수를 정확히 기록지에 기록한다.

* 선수가 파울을 했을 때 심판은 "선수중지", "경고", "계속"을 말과 행동으로 지시한다.

* 주의 : 주의는 점수를 "0점" 처리하지 않고 주의만 준다.

나. 경고

- 경고는 주의를 2회 받을 시 "선수중지", "경고"를 하고, "계속"을 말과 행동으로 지시한다.
- 경고는 1회 던진 점수를 0점 처리한다.

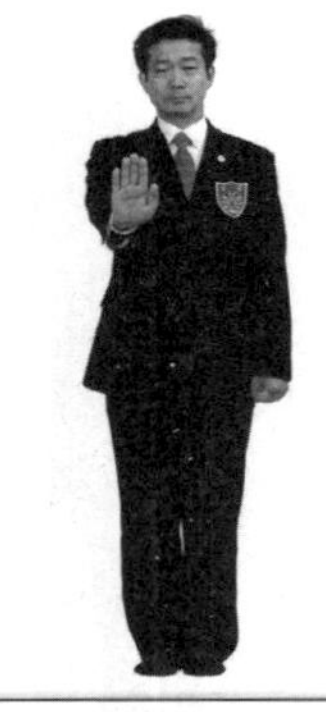

1. "선수중지"
경기중단 시킬 때

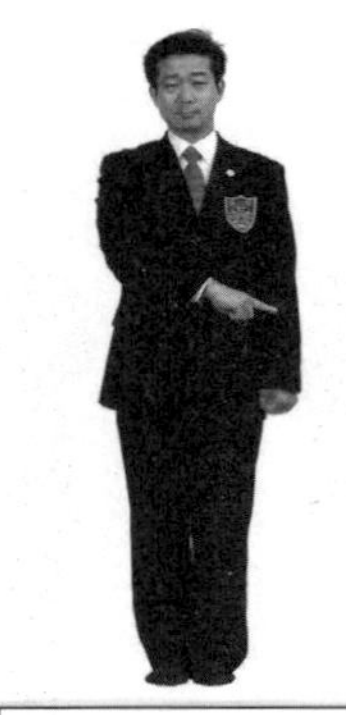

2. 옆 자세
주의 주기 전 동작

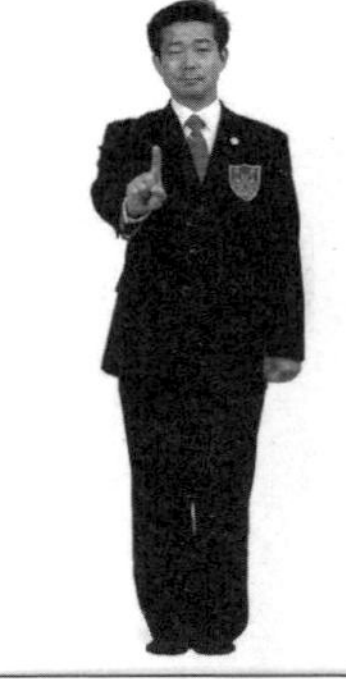

3. "경고"
선수 주의 줄 때

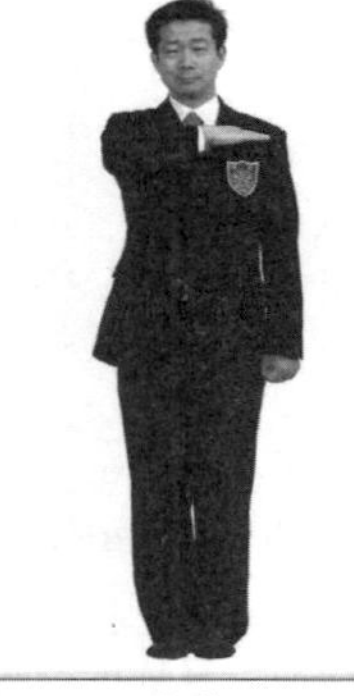

4. "계속"
경기를 속행 시킬 때

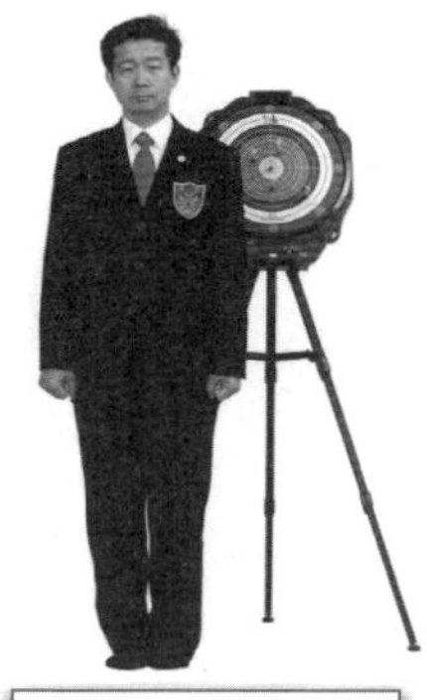

5. 바로
한궁 앞에 서있음

주심의 역할(경고)

* 주심은 정해진 위치에 서서 한궁 핀이 한궁 보드에 맞는 위치와 점수를 판정, 확인하고 선수에게 점수를 알려주고 그 점수를 정확히 기록지에 기록한다.
* 선수가 주의 1회를 받고 다시 주의 2번째 받을 경우 "선수중지","경고","계속"을 말과 행동으로 지시한다.

* 경고: 경고는 1회시 던진 점수를 "0점" 처리한다.

다. 감점

● 감점은 선수가 경고를 1회를 받고 다시 주의 받을 경우 "선수중지", "선수차렷", "감점"을 말과 행동으로 지시한다. "감점"을 주고, 잔여 투구는 중지시킨다.

● 감점은 선수가 5회 던진 점수를 "0점" 처리한다.

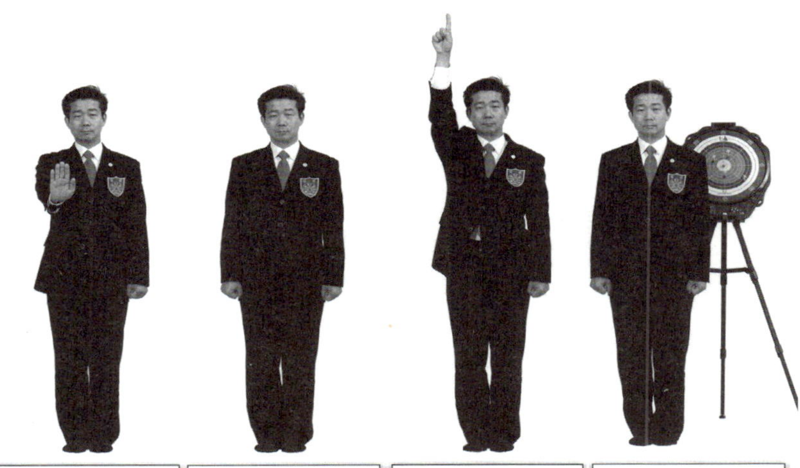

| 1. "선수중지"
선수 중지 | 2. "선수차렷"
선수를 보고 차렷 지시 | 3. "감점"
손끝을 위로 올려서 | 4. 바로
한궁 앞에 서있음 |

3. 부심의 자세와 역할

부심의 자세

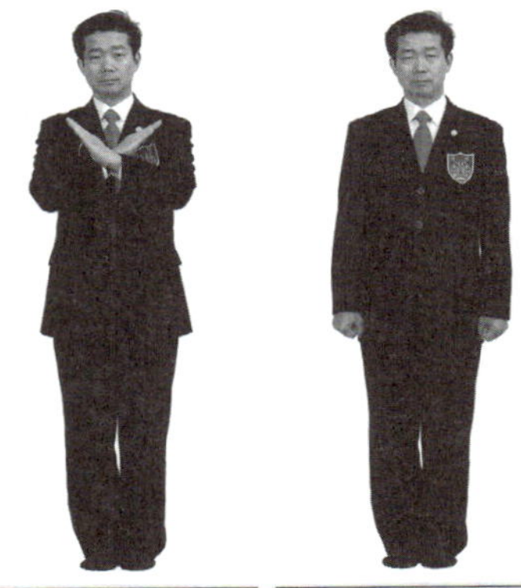

| 1. 중지
경기 중단 시킬 때 | 2. 주의
손을 내려 주의 선언 |

부심의 역할

부심의 역할은
부심은 선수의 반칙 행위를 집중적으로 보고 주의를 준다.
(손주의, 발주의, 기준선주의)

주심을 향하여 양손을 가슴높이에서 X자로 "중지"를 선언한다.

손을 내리면서 "000 주의"라고 구령하여 주심에게 전달한다.

가. 주의

부심 (중지) - (발주의) - 주심을 보고

(주의1) 주심 (선수중지) - (발주의) - (계속) - 선수를 보고

나. 경고

부심 (중지) - (손주의) - 주심을 보고 (경고를 할 때)

(주의2) 주심 (선수중지) - (경고) - (계속) - 선수를 보고

다. 감점

부심 (중지) - (손주의) - 주심을 보고 (감점을 할 때)

(주의3) 주심 (선수중지) - (선수차렷) - 손을 올려 - (감점) - 차렷 - 한궁 앞에 선다.

4. 시합 진행시 심판의 의무

가. 시합 전

- 항상 공정한 마음가짐
- 항상 정확한 마음가짐
- 항상 신속한 마음가짐

나. 시합 개시

심판장은 진행석에서 구령에 맞추어 경기가 진행될 수 있도록 해당 코트

를 관리해야 한다.

다. 시합 중

항상 바른 자세로 단정하고 신속하고 정확하게 심판을 볼 수 있도록 준비한다.

라. 심판장의 지시

- 선수 입장 : 선수를 해당 코트로 입장시킨다.
- 오른손준비 : 선수의 오른손을 준비시킴

  시작 (호각 1회) : 경기 시작 알림

  끝 (호각 2회): 오른손 투구 종료를 알림

  점수확인 : 선수가 핀을 회수하고 자신의 점수 확인
- 왼손준비 : 선수의 왼손을 준비시킴

  시작 (호각 1회) : 경기 시작 알림

  끝 (호각 2회) : 왼손 투구 종료를 알림

  점수확인 : 선수가 핀을 회수하고 자신의 점수 확인
- 선수 퇴장 : 경기를 완료한 선수를 퇴장시킴
- 다음선수 입장 : 다음 선수를 해당 코트로 입장시킴

5. 심판 자격증

(사)세계한궁협회에서 시행하는 한궁대회의 심판을 하기 위해서는 심판 자격증을 취득해야 한다. 심판 자격은 한궁 심판으로서 심판업무를 원활하게 수행할 수 있는 직무능력을 갖추기 위하여 1, 2, 3급을 두었다. 한궁 심판

자격증의 등급별 검정기준은 다음과 같다.

자격종목	등급	검 정 기 준
심판 자격증	1급	한궁의 기본을 이해하고 공식 한궁대회 기획, 운영할 수 있는 자. 공식경기 10회 이상 심판으로 참여한 자 10세트 평균 65점 이상, 양손 차이율 20% 이하의 실기점수
	2급	한궁의 기본을 이해하고 협회에서 규정한 자세와 규칙을 숙지하며, 한궁대회를 운영할 수 있고 3급 심판을 관리할 수 있는 자. 공식경기 2회 이상 심판으로 참여한 자 10세트 평균 60점 이상, 양손 차이율 30% 이하의 실기점수
	3급	한궁의 기본을 이해하고 협회에서 규정한 자세와 경기규칙을 숙지하고 한궁대회에 적용할 수 있는 자. 10세트 평균 55점 이상, 양손 차이율 40% 이하의 실기점수

한궁 심판 자격증의 검정과목과 과목별 주요내용은 다음과 같다.

등급	검정방법		검정 과목(분야 또는 영역)
1, 2, 3급	필기	객관식	20문항 (한궁 경기 이론, 경기 규칙 이론)
	실기	작업형	한궁 경기 실력. 심판 능력 (점수제)

한궁 심판자격은 취득 시부터 2년간 유효기간을 두며 자격취득자는 유효기간 만료시 재등록을 하여야 한다. 한궁 경기 실력은 자격취득자가 재등록 요청 및 보수교육을 이수해야 자격증을 갱신할 수 있다.

VIII

한궁의 지도방법

1. 한궁 선수의 기본자세
2. 한궁 스트레칭
3. 한궁 초보자 지도
4. 한궁 초보자 기본 교육방법
5. 한궁 반칙 안하는 방법
6. 한궁 양손 운동과 신체균형
7. 한궁 지도자 자격증

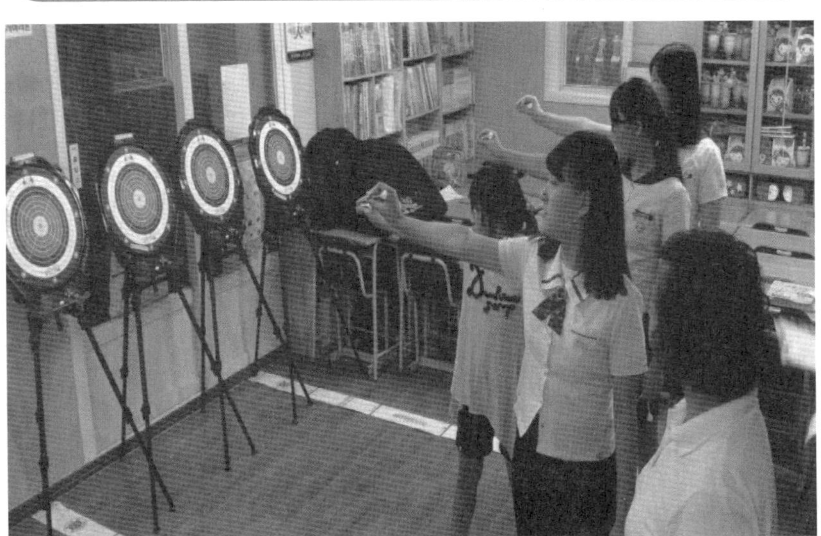

1. 한궁 선수의 기본자세

가. 힘차게 인사한다.

- 한궁은 힘차게 인사를 나누고 시작하여 웃는 얼굴로 악수를 나누고 끝이 난다.
- 상대 선수는 물론, 심판에게도 눈과 눈을 맞추고 힘찬 목소리로 인사를 나눈다.
- 힘찬 인사는 자신은 물론 상대 선수도 기분이 좋아지고 기분 좋게 경기를 시작할 수 있다.

나. 시간을 잘 지킨다.

- 한궁은 최소 2인 이상이 즐기는 경기다.
- 한 사람이라도 경기시간이 늦게 되면 모두에게 폐를 끼칠 수 있기 때문에 약속한 시간은 모두가 지켜야 한다.

다. 진행자의 지시를 잘 따른다.

- 한궁 경기를 위해서는 경기용품의 준비는 물론, 진행자와 심판의 지시를 잘 따라야 한다.
- 자기 마음대로 행동하면 다른 팀원들이 그 만큼 힘들어지므로 모두가 배려하고 노력하면 즐거운 한궁 경기를 할 수 있다.

라. 예의 바르게 행동한다.

- 경기 중에 심판에게 불필요한 어필을 하거나 지시에 따르지 않는다면 경기가 제대로 진행되지 않는다.

- 경기가 끝나면 심판과 부심에게 "감사합니다" 하고 인사를 하는 예의 바른 플레이를 해야 한다.

마. 한궁 대회장 정리를 잘한다.

- 한궁은 실외와 실내의 체육관에서도 경기가 가능하지만, 그곳에 돌이나 쓰레기 등이 있으면 부상의 원인이 될 수 있다.
- 경기를 하기 전에 대회장의 정비를 확인하면 안전하고 즐거운 경기가 가능해진다.

바. 용구를 소중하게 사용한다.

- 한궁 경기시 한궁 보드, 전용받침대, 한궁 핀, 한궁거리판, 한궁기준선, 손목케이스 등 여러 가지 용구가 제대로 갖추어져 있는지 확인한다.
- 경기 용품은 여러 사람이 함께 사용을 하므로 소중하게 다룬다.
- 사용한 용품은 원래의 장소에 보관해야 한다.

사. 서로 격려하며 플레이한다.

- 한궁 경기 중에는 누구나 실수를 할 수 있다.
- 낮은 득점을 하거나 보드를 맞추지 못했을 때에도 실수한 선수를 놀리거나 원망하지 않고, "괜찮아", "기회는 또 있어!" 등의 말로 격려한다.

아. 상대방에 아낌없는 격려의 박수를 보낸다.

- 경기를 하다 보면 누구나 이기고자 하는 것은 당연한 것이다.
- 경기 중에 멋진 플레이가 나왔다면 같은 팀은 물론, 상대 선수에게도 아낌없는 박수를 보내는 것이 진정한 페어플레이라고 할 수 있다.

- 자신이 먼저 박수를 보내면, 상대도 자신이 멋진 플레이를 했을 때 기꺼이 박수를 보낼 것이다.

자. 한궁 규정을 정확히 익힌다.

- 다른 경기와 마찬가지로 한궁은 정해진 룰이 있다.
- 성별, 연령, 신체능력 등에 맞게 경기를 즐길 수 있도록 정해진 룰을 숙지하는 것이 중요하다.
- 잘 하는 것도 중요하지만 상황에 맞는 룰을 지키며 모두가 즐겁게 플레이하는 것이 더욱 중요하다.

2. 한궁 스트레칭

가. 스트레칭의 필요성

수축과 이완 작용을 통하여 인간의 신체를 움직이는 근육은 과도하게 운동할 때뿐만 아니라 취침이나 휴식 중에도 스트레스를 받게 되는데 이러한 스트레스는 근육의 수축과 이완 활동에 작용을 경직시켜 신체 움직임의 범위를 제한하거나 축소시키게 된다.

따라서 운동 전에는 반드시 신체가 원활한 활동을 할 수 있도록 근육의 긴장을 풀어주고 운동에 필요한 탄력성 즉 유연성을 증가시켜 주는 준비운동을 필요로 하는데 그 대표적인 방법 중의 하나다.

나. 한궁의 스트레칭

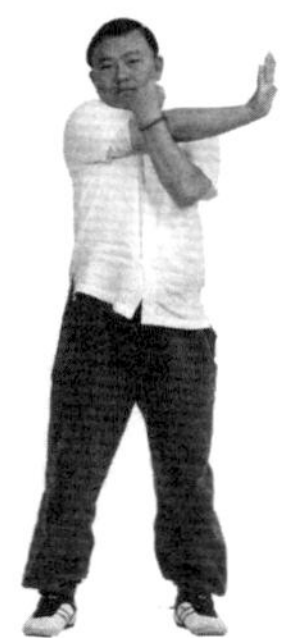 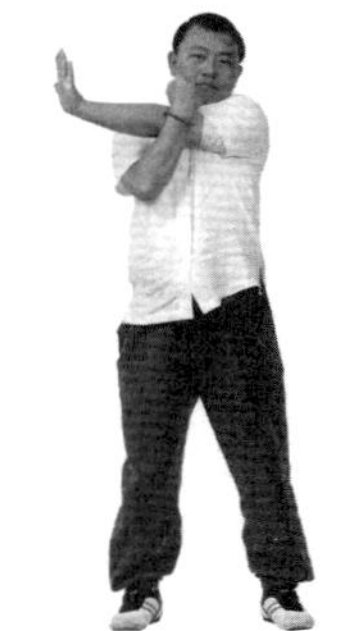 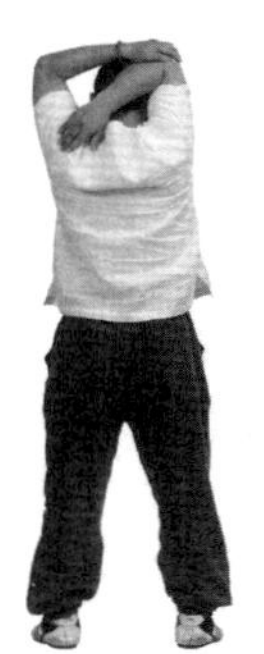 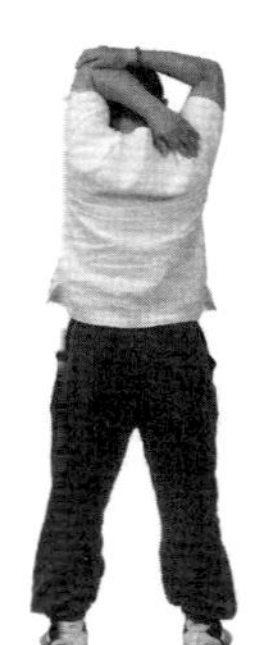

어깨운동 : 팔꿈치 앞으로 당기기 　　　　어깨운동 : 팔꿈치 뒤로 강기기

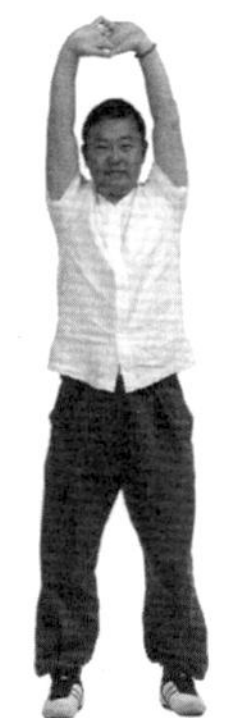 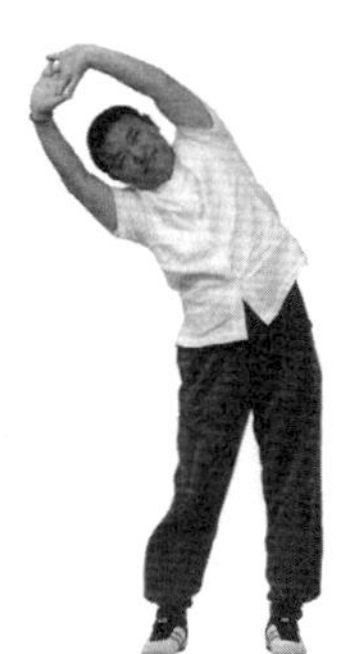 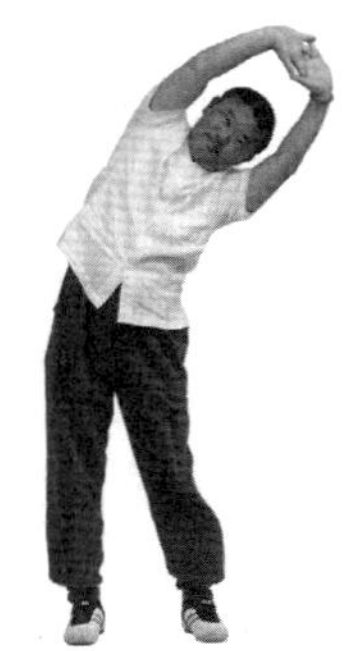 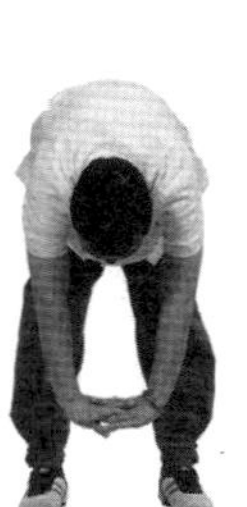

어깨, 허리운동 : 손 깍지 끼고 위, 좌, 우, 아래로 펴주기

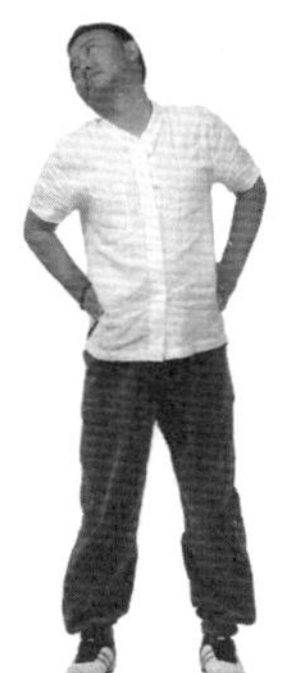 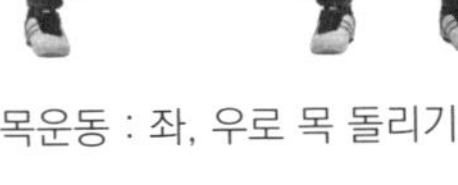 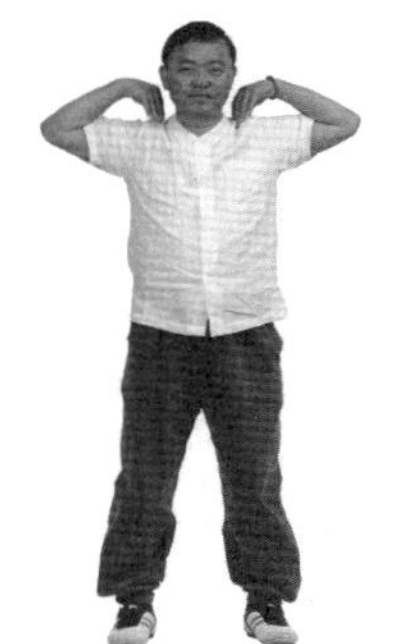 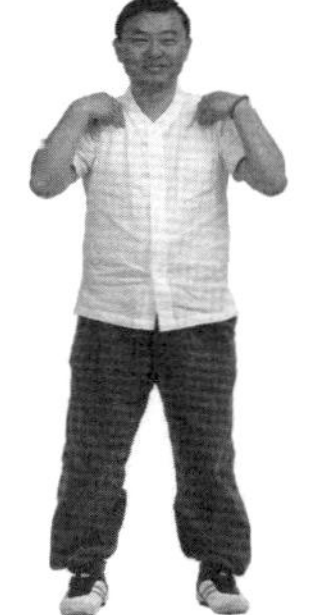

목운동 : 좌, 우로 목 돌리기 　　　　어깨운동 : 위, 아래 어꺼 돌리기

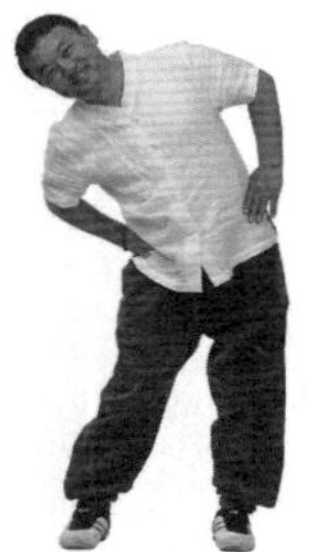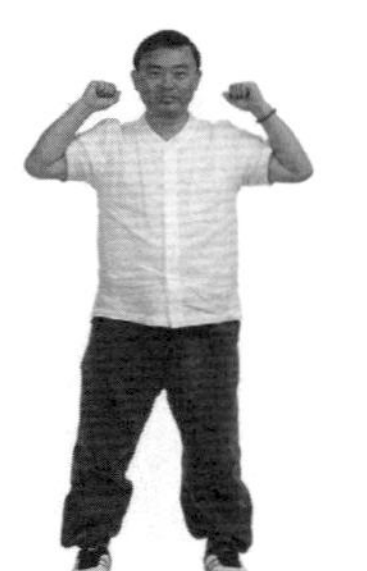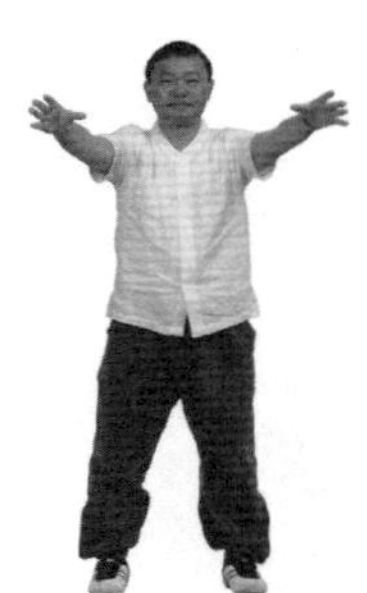

허리운동 : 좌, 우로 허리 돌리기   팔 털기 : 양손 팔 털어주기

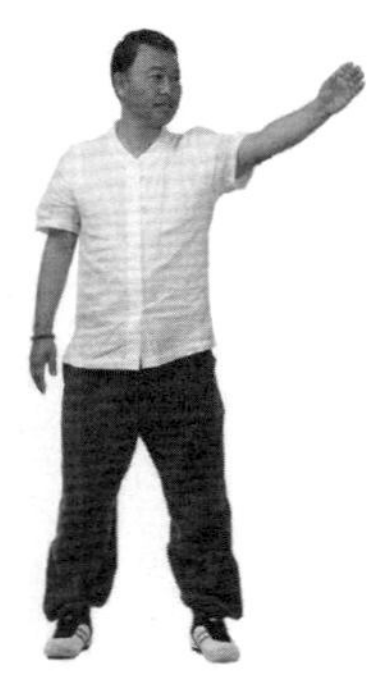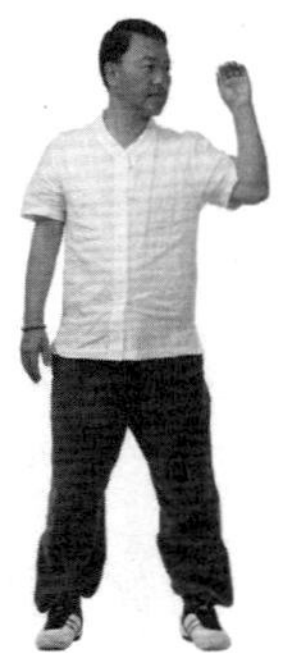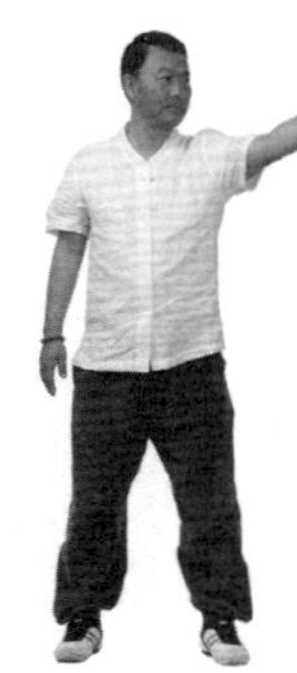

왼손 투구연습
50회

오른손 투구연습
50회

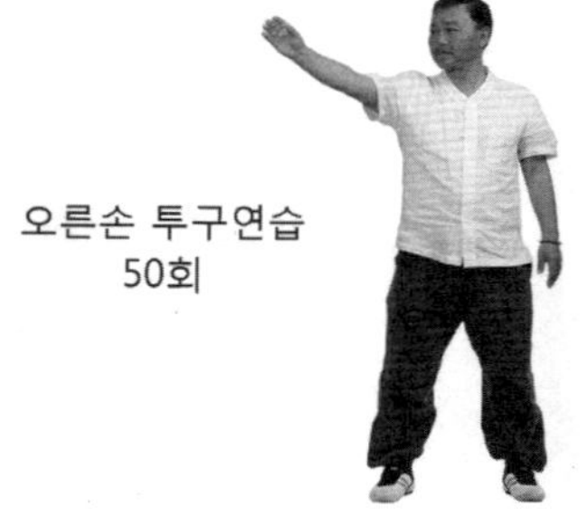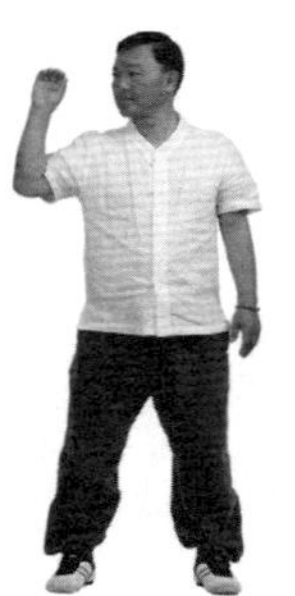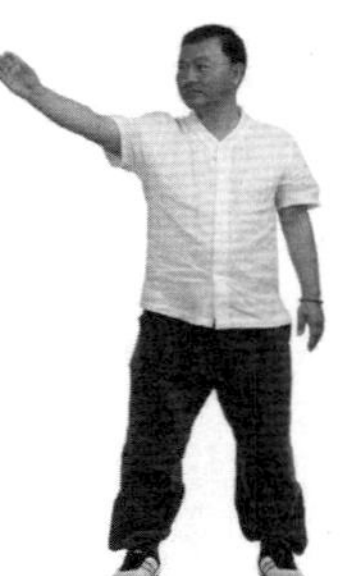

3. 한궁 초보자 지도

가. 한궁을 시작할 때의 마음가짐

- 한궁은 근력운동이 아니고 과학적으로 증명된 양손 스트레칭 운동으로서 세계 유일의 양손 집중력 생활체육이다.
- 처음 배울 때 한궁의 기본 운동자세와 한궁 규정을 정확히 배우고 집중력 있게 장기간 꾸준하게 연습해야만 올바른 한궁의 운동효과를 얻을 수 있다.
- 한궁은 신체운동에 앞서 집중력과 평안한 호흡을 통한 정신수양으로 참다운 인격을 요구하는 운동이다.
- 한궁을 할 때는 마음을 편안하게 하고 욕심을 비우고 몸에 힘을 빼고 고도의 집중력을 가지고 한궁 경기에 임하도록 지도하여야 한다.

나. 참여선수의 특징에 맞는 자세가 중요하다.

- 참여선수의 성별, 연령이나 장애 여부에 따라 이해력과 신체의 운동능력은 차이가 난다.
- 특히 고령의 노인에게 한궁 자세와 한궁 핀 쥐는 법은 매우 중요하다.
- 일률적인 자세보다는 각 선수의 특징에 맞는 자세를 지도하는 것이 중요하다.
- 거리를 1m에서부터 시작하여 핀을 과녁에 정확히 부착시키는 훈련을 시작하고 단계 별, 거리를 두어 향상시키는 교육방법이 좋다.

다. 양손 사용능력에 맞는 지도

- 양손을 자유자재로 사용할 수 있는 선수가 있는가 하면, 양쪽 손의 사용

능력의 편차가 큰 선수도 있다.

●선수마다 양손 사용능력을 감안하여 흥미를 잃지 않고, 양손의 편차를 줄일 수 있게 지도하는 것이 중요하다.

라. 자신에게 맞는 한궁 핀 쥐는 방법을 연구한다.

● 선수들마다 손의 모양과 크기는 모두 다르다.
● 정해진 방법만을 강요하기 보단, 선수가 가장 편하고, 정확히 던질 수 있는 한궁 핀 쥐는 법을 연구하여 지도한다.

마. 연령과 신체능력에 맞도록 거리와 높이를 조절한다.

● 일반 선수의 경우 3m, 장애인이나 노인의 경우 2.5m 등 거리를 다르게 하여 지도한다.
● 키가 작은 어린이의 경우나, 휠체어를 탄 경우에는 지면으로부터 한궁 보드의 높이를 조절하여 지도한다.
● 기본은 1.35m이나 1.2m, 1m로 조정하여 초보자들이 힘들지 않고 한궁을 즐길 수 있도록 해야 한다.

바. 연습을 재미있게 할 수 있는 방법을 연구한다.

● 한궁 지도자는 장소나 시간, 인원수에 따라 적절한 연습시간을 배분하고 새로운 연습방법을 연구해야 한다.
● 특히, 연습이 시합처럼 경쟁의 장이 아니라 재미있게 개개인의 능력을 향상시키는 시간이 될 수 있도록 노력해야 한다.
● 윷놀이를 응용하여 재미있게 할 수 있는 방법을 연구할 수 있다.
● 야구, 징검다리, 라운드 제로, 바이애슬론, 주인공 놀이, 이벤트 핀 등

다양한 게임방법을 통해 흥미 유발과 지속적인 운동효과를 도모할 수
있다.

사. 자신이 스스로 한궁을 활용하도록 교육한다.

- 어느 운동이나 입문기에는 지도자의 적절한 지도가 매우 중요하다.
- 단지 지도자의 강습시간에만 한궁을 활용하는 것은 큰 의미가 없다.
- 선수 스스로 자립적으로 연습에 열중할 수 있는 분위기를 만들고, 연습
  동기 부여가 지도자의 과제인 것이다.
- 한궁은 정확한 한궁투구 방법과 경기규칙을 알고 운동을 하게 되면 적
  은 운동량일 것으로 생각되지만 실제로는 고도의 집중력을 가지고 스트
  레칭을 하기 때문에 운동효과가 매우 큰 운동이다.
- 지도자들은 한궁을 정확히 스트레칭 운동하도록 지도해야 한다.

4. 한궁 초보자 기본 교육방법

가. 한궁 핀 쥐는 법

- 무게 중심이 한궁 핀 헤드에 있기 때문에 새끼손가락을 제외한 3~4개의
  손가락으로 한궁 핀의 머리 부분을 쥔다.
- 이때 손가락에 과도한 힘을 주지 않도록 주의한다.
- 한궁 핀의 꼬리 부분을 거꾸로 잡거나, 전체를 쥐는 방법은 파울이므로
  정확하게 쥐는 법을 숙지해야 한다.

나. 한궁 투구 순서

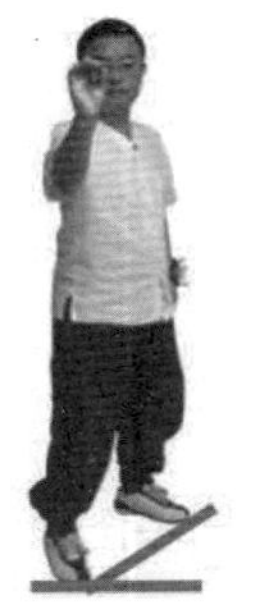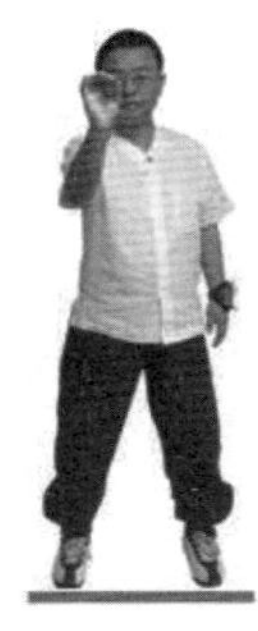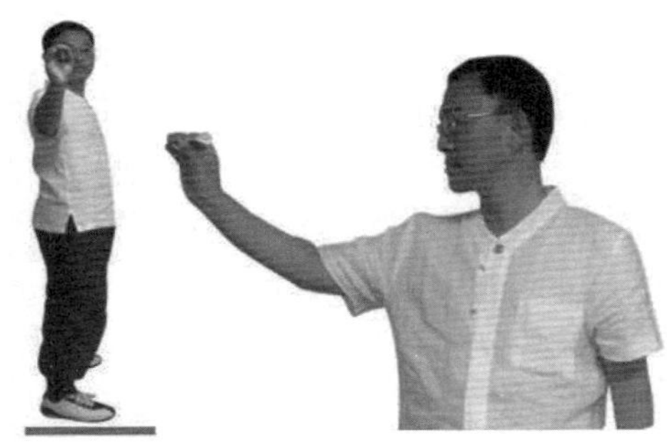

1. 서기 (Stance)

한궁 보드를 향해 서는 방법은 3가지 중 개인
에 따라 편한 자세를 취하면 된다.

2. 조준 (Aiming)

한궁 핀을 쥔 상태로 표적과 시선을 맞춘다.
팔을 펴, 표적 - 한궁 핀 - 눈을 일직선 되
게 한다.

3. 준비(Take Back)

핀을 잡은 위치에서 천천히 팔을 수평으로 당
길 때 표적 - 한궁 핀 - 눈을 일직선 유지하면
서 눈앞까지 끌어당긴다.

4. 시작 (Release)

투구시 당겨온 팔의 반동을 이용해 표적 - 한
궁 핀 - 눈의 일직선을 유지하면서 팔을 쭉펴
는 느낌으로 던진다. 투구 후 손이 표적을 향
해 뻗은 상태로 있어야 한다.

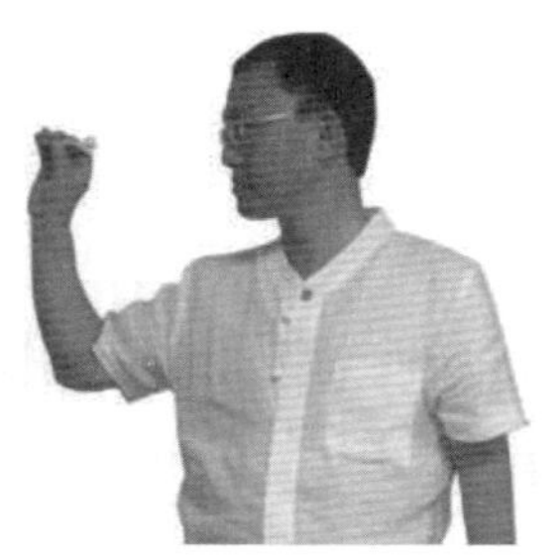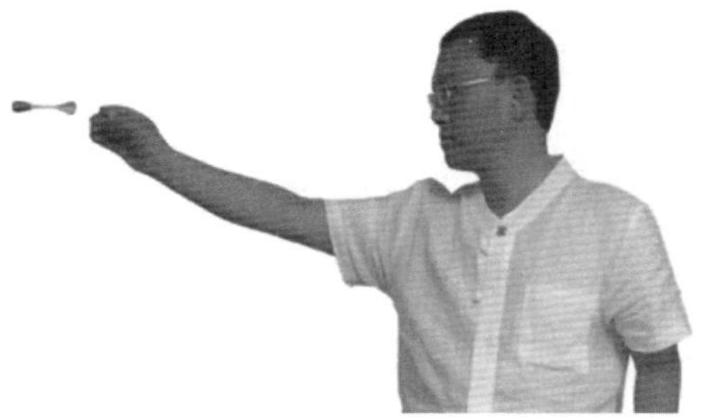

다. 몸의 중심에 따른 자세

- 발은 자신의 어깨넓이만큼 벌린다.

- 기본적인 투구 자세는 정면자세, 중간자세, 측면자세 3가지가 있다. 이

중 자신에게 맞는 자세를 선택하여 투구하면 된다.

● 일반적인 경우엔 중간자세로 투구하지만, 한 쪽 발이 불편하다면 앞쪽 발에 무게 중심을 두어야 하는 중간자세보다는 정면자세가 불편함을 최소화 할 수 있다.

라. 팔의 근력이 약할 경우

● 팔의 근력이 약하여 한궁 핀을 2.5m 이상의 거리에서 던지지 못할 시, 우선 1m 거리 내에서 팔을 들어서 한궁 핀을 한궁 보드에 붙이는 연습부터 시작한다.

● 아래서부터 팔을 들며 핀을 한궁 보드에 팔을 펴면서 던진다. 그 이후에 점점 거리를 늘려가며 투구한다.

● 팔에 근력이 생기면 한궁의 기본자세로 한궁 핀을 투구한다.

마. 한쪽 팔을 못써 한궁 핀을 던지지 못할 경우

팔을 평소에 잘 쓰지 못하면 한궁 스트레칭 운동을 꾸준히 하고 왼손, 오른손 투구 연습을 매일 50회씩 지속적으로 2주 이상을 한 후, 한궁 핀을 던지도록 한다.

바. 휠체어 장애인의 경우

● 휠체어를 탄 선수의 경우 자세에 따라 두 가지 기준으로 나뉜다.

● 정면자세의 경우 선수의 발 끝이 기준선을 넘지 않아야 한다.

● 측면자세의 경우 휠체어의 바퀴가 기준선을 넘지 않아야 한다.

● 지면으로부터 한궁 보드 중심까지의 높이는 120cm로 조정한다(일반인의 경우 135cm).

- 팔의 근력이 약하거나 한쪽 팔을 못 사용할 경우 위에서 제시한 방법을 꾸준히 하도록 한다.

사. 한궁의 투구자세 지도

- 한궁은 양손과 몸의 평형을 유지하는데 아주 좋은 운동으로써 투구자세를 정확히 익히도록 한다.
- 바른 자세로 집중하며 팔을 스트레칭 하듯이 투구할 수 있어야 몸이 유연해지고 몸의 균형을 만들 수 있다.
- 몸에 힘을 빼고 마음을 집중하여 투구하는 법을 평소에 연습하도록 한다.

5. 한궁 반칙 안 하는 방법

공식 한궁대회에 선수들이 참가해보면 아무리 잘 던지고 능숙하더라도 순간적으로 욕심이 생기고, 불안하면 주의 받는 동작이 나오게 된다. 주의나 경고를 받게 되면 점수가 감점이 되어 그 동안의 노력이 허사가 될 수 있다. 따라서 어떠한 경우도 주의 받을 행동을 하면 안 된다. 한궁 경기에서 반칙을 하지 않는 방법은 다음과 같다.

가. 욕심을 비우고 마음을 편안히 한다.

- 경기의 진행상황이 좋지 않다고 하여 조급한 마음을 가진 채 한궁 경기를 한다면 점수도 나오지 않고 몸이 앞으로 쏠려 파울 할 확률이 높아진다.
- 복식호흡을 하면서 마음을 편안한 상태로 만든 후 목표에 집중하고 팔에 힘을 빼고 자연스럽게 투구하여야 한다.
- 맨손 투구연습을 실전과 같이 시합장에서 하는 것도 매우 좋다.

나. 투구자세를 정확히 한다.

- 힘으로만 던지거나 감으로 던지는 방법은 반칙은 물론 고득점에 도달하기 어렵게 만든다.
- 평소에 연습한 투구자세를 정확히 하여 연습하고 투구하면 파울도 나지 않고, 표적에 맞힐 확률을 높일 수 있다.
- 한궁은 자세를 일정하게 하여 스트레칭 운동으로 투구하기 때문에 안정된 투구 자세가 매우 중요하다. 이 투구자세는 자신에게 적합한 자세이어야 한다.

다. 기준선을 넘지 않도록 한다.

- 투구 전에 발 밑을 보면서 기준선을 염두에 두어야 한다.
- 기준선을 밟거나 넘어서서 투구를 하면 파울이기 때문에 딱 맞추어 기준선 바로 뒤에 발을 놓지 말고, 5cm 이상 간격의 여유를 두어 선을 밟거나 넘어갈 걱정을 하지 않고 투구할 수 있도록 하여 마음에 불안감을 없애도록 하는 것이 중요하다.

라. 어떠한 경우라도 심판의 판정을 인정한다.

불필요한 감정은 감점과 실격의 원인이 되어 단체전의 경우 팀 패배로 이어질 수 있다.

마. 비신사적인 행동을 하면 절대로 안 된다.

다른 사람이 투구하는데 의도적인 방해를 하거나 경기 진행을 지연시키는 행동을 하면 바로 감점과 실격을 당할 수도 있다.

바. 높은 점수 나오는 평소 운동방법

● 투구시 고도의 집중력을 키운다.

① 투구 시에는 쓸데없는 생각을 버리고 표적에만 집중을 한다.

② 표적의 정 중앙을 주시하고, 자세를 정확히 하여 투구하는 것에 온 신경을 모은다.

③ 한 번의 투구를 해도 고도의 집중력을 유지하며 투구하여야 좋은 결과를 얻을 수 있다.

④ 표적판과 한궁 핀 눈이 일직선상에 오도록 하는 투구연습을 정확히 해야 한다.

● 평소 스트레칭 운동으로 몸을 부드럽게 한다.

① 한궁 경기 전에 스트레칭은 운동 능력의 향상은 물론, 경기 중 발생할 수 있는 부상을 예방할 수 있다.

② 최소 10분 이상 스트레칭은 관절의 가동영역과 근육의 장력을 증가시켜 정확하고 힘있는 투구를 가능하게 한다.

③ 경기 전에 왼손, 오른손 투구연습을 각각 50회씩 맨손으로 한 후, 한궁 시합에 임하도록 하면 경기력 향상에 큰 도움을 준다. 단, 자세는 정확히 하여 왼손 오른손 투구 스트레칭 운동을 한다.

● 양손과 양팔의 스트레칭 투구운동을 수시로 한다.

① 양손을 자유자재로 쓰기 위해서는 잘 쓰지 못하는 손의 운동을 많이 해야 한다.

② 수시로 양손 스트레칭 운동을 하면 양손의 사용능력 차이를 줄이는데 효과적이다.

- 관절의 유연성운동을 한다.

① 목, 어깨, 허리, 팔, 손목, 무릎, 발목 등 인체 관절을 수시로 돌리고 만지고 주물러 관절을 유연하게 하고 혈액순환이 잘되게 하는 것이 매우 중요하다.

② 관절 유연성 운동의 효과는 신체를 유연하게 하고 몸의 균형을 맞춰준다.

③ 관절 유연성 운동은 목과 허리의 디스크, 관절염 등에 큰 효과가 있다.

④ 균형 잡힌 신체는 한궁경기 능력향상을 가져온다.

- 한궁은 하체의 안정이 중요하기 때문에 바른 자세로 걷기 운동을 꾸준히 한다.

① '걸으면 살고 누우면 죽는다'라는 말이 있을 만큼 바른자세 걷기는 아주 중요하다.

② 걷기와 등산 모두 하체를 단련하는데 효과적인 운동이다.

③ 한궁 투구는 주로 팔 근육을 많이 사용하지만, 안정된 하체가 뒷받침 되어야만 정확한 투구를 할 수 있다.

6. 한궁 양손 운동과 신체균형

가. 한궁 핀 부드럽게 쥐기 연습

- 한궁 핀을 쥐는 방법은 엄지 손가락부터 3~4개로 핀의 몸통 앞부분을 감싸 쥐고 핀이 흔들리지 않도록 쥐기 연습을 한다.

- 잘 사용하지 않은 손은 잘 쓰는 손과 같이 한궁 핀의 쥐기 감각이 같을 때까지 정확히 쥐기를 한다. 단, 힘을 빼고 부드럽게 쥐어야 한다.

나. 오른손과 오른쪽 눈으로 조정 및 투구

- 오른쪽 손으로 한궁 핀을 잡고 눈과 손 그리고 표적 중앙을 조준하여 준비한다.
- 조준을 하면 한궁 핀을 잡은 손이 2개로 보인다.
- 오른쪽 눈에 보여지는 한궁 핀을 선정하여 투구한다.
- 오른쪽 눈과 팔, 오른쪽의 집중력 향상에 도움을 준다.

다. 왼손과 왼쪽 눈으로 조정 및 투구

- 왼손으로 한궁 핀을 잡고 눈과 손 그리고 표적 중앙을 조준하여 준비한다.
- 조준을 하면 한궁 핀을 잡은 손이 2개로 보인다.
- 왼눈에 보여지는 한궁 핀을 선정하여 투구한다.
- 왼쪽 눈과 팔, 왼쪽의 집중력 향상에 도움을 준다.

라. 양쪽 어깨 및 손목 돌리기 유연성 운동

- 한궁을 하기 전에는 한궁 체조에 준하여 양쪽 어깨와 손목 돌리기를 하여 어깨와 팔을 부드럽게 하고 전신 스트레칭 준비 운동으로 몸을 유연하게 풀어준다.
- 이는 평상시에도 습관적으로 하는 것이 매우 중요하다.

마. 일백운동(일일 백 회 투구 운동)

- 양손 투구운동을 왼손 50회, 오른손 50회 총 100회씩 매일 집중하여 한다.

● 지속적으로 하면 팔, 어깨, 목을 유연하게 하여 노인의 오십견, 어깨 결림 등을 예방할 수 있고, 재활에도 큰 도움을 준다.

7. 한궁 지도자 자격증

(사)세계한궁협회에서 한궁을 지도하기 위해서는 한궁 지도자 자격증을 취득해야 한다. 한궁 지도자 자격증에는 한궁에 대한 이론과 실기를 지도할 수 있는 직무능력을 갖추기 위하여 1, 2, 3급을 두었다. 한궁 지도자 자격증의 등급별 검정기준은 다음과 같다.

자격종목	등급	검 정 기 준
지도자 자격증	1급	한궁의 기본을 이해하고 한궁의 발전 방향을 제시할 수 있는 기준. 공식경기 10회 이상 심판으로 참여하였거나, 연수생을 20명 이상 지도한 자. 10세트 평균 65점 이상, 양손 편차 20% 이하의 실기점수
	2급	한궁의 기본을 이해하고 협회에서 규정한 자세와 규칙을 숙지하고 연습 결과를 KHCard로 활용하여 분석할 수 있는 기준. 공식경기 2회 이상 심판으로 참여하였거나, 연수생을 지도한 자. 10세트 평균 60점 이상, 양손 편차 30% 이하의 실기점수
	3급	한궁의 기본을 이해하고 협회에서 규정한 자세와 규칙을 숙지하고 연습 결과를 KHCard로 활용할 수 있는 기준. 10세트 평균 55점 이상, 양손 편차 40% 이하의 실기점수

한궁 지도자 자격증의 검정과목과 과목별 주요내용은 다음과 같다.

등급	검정방법		검정 과목(분야 또는 영역)
1, 2, 3급	필기	객관식	20문항 (한궁 경기 이론, KH 카드 사용)
	실기	작업형	한궁 경기 실력. 지도 능력 (점수제)

한궁 지도자 자격은 취득시부터 2년간 유효기간을 두며 자격취득자는 유효기간 만료시 재등록을 해야 하고, 자격취득자가 재등록을 요청할 시 보수교육을 통한 재교육 후 자격증을 갱신해 주도록 한다.

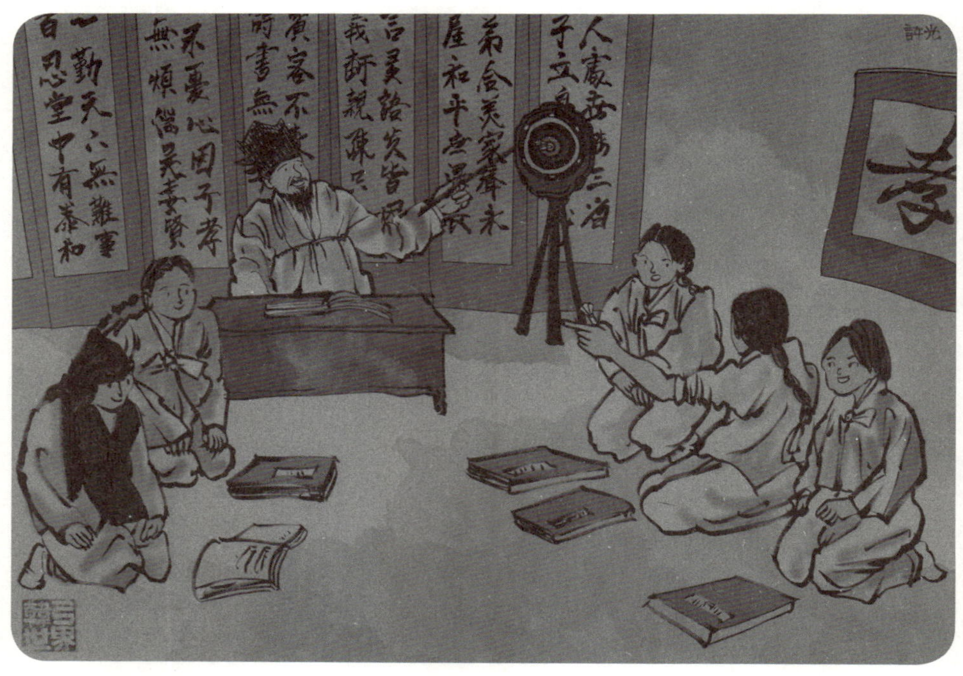

IX

한궁 스포츠인성교육실천 프로그램

1. 한궁 스포츠 인성프로그램 개발 배경
2. 한궁 스포츠 인성프로그램 목표
3. 한궁 스포츠 인성프로그램 실행장소 및 대상
4. 한궁 스포츠 인성프로그램 특징
5. 한궁 스포츠 인성카드 활용
6. 한궁 스포츠 인성 단원학습 지도계획

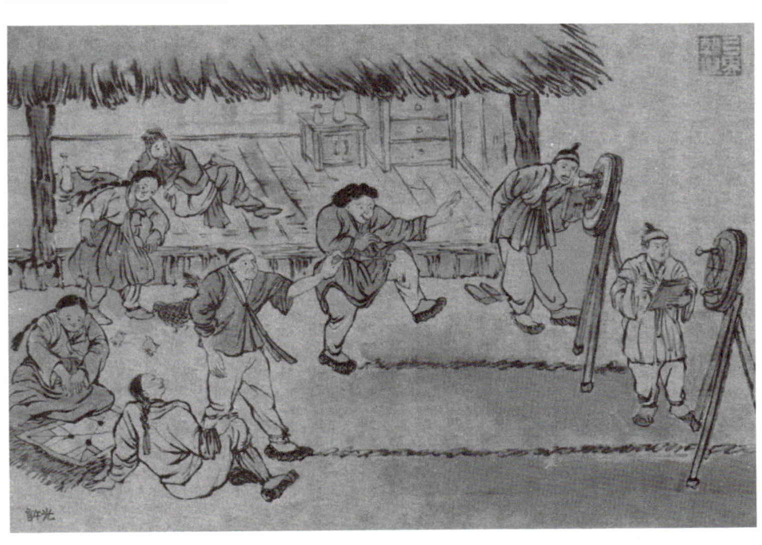

1. 한궁 스포츠 인성프로그램 개발 배경

한궁은 홍익인간의 정신을 받들고 한궁의 이념인 건강, 행복, 평화로서 남녀노소, 장애인 등 모든 세계인이 계층 간, 국가 간, 종족 간, 종교 간의 차별이 없이 언제 어디서 누구나 다 함께할 수 있는 3세대의 가족 생활체육종목 정착을 목적으로 한다.

한궁은 그동안 스포츠 소외계층인 노인, 장애인, 여성, 유소년, 다문화가정을 한궁대회를 통하여 서로간의 소통과 화합, 배려, 존중, 협동을 목표로 국민생활체육으로 정착하여 왔다.

인성은 학교, 가정, 친구, 사회가 하나의 공통체로 서로 배려하고 소통하고 협동하는 원만한 관계를 통해 만들어진다.

특히 가정의 조부모와의 좋은 관계는 학생들이 예와 효를 배우고, 장애인과의 좋은 관계는 열린 마음을 가지고 자신의 어려움을 해결하는 자립심을 키워준다.

한궁의 인성교육은 그동안 세대공감, 사제공감, 남녀공감, 장애공감, 다문화공감 한궁대회를 통해 학교, 가정, 지역사회와 단체가 참여해 전국적으로 실시해 왔다.

이제는 이를 체계적으로 정리하여 한궁 스포츠 인성교육실천운동을 하고자 하는 학생, 교사, 부모님, 평생교육지도사, 봉사자, 은퇴 교사, 일반인, 노인, 장애인, 군인 등을 체계적으로 교육할 수 있는 "한궁 스포츠 인성실천 프로그램"을 수립하여 누구나 쉽게 활용할 수 있는 스포츠 인성교육프로그램을 아래와 같이 구체적인 모델로 제시하는데 있다.

- 한국 창시형 전통생활체육인 한궁이 소외계층의 대표적인 스포츠로 정착하고, Sport for all 정신에 가장 적합한 세계적인 생활체육종목으로 인정받게 된 것에 대한 자부심과 온 가족이 다함께 할 수 있는 가족스포츠의 탄생과 공감 한궁대회를 통해 예, 효, 정직, 책임 등 인간관계를 원만하게 하는 인성실천 프로그램

- 학생, 학부모(조부모), 교사(퇴직교사), 한궁지도자를 위한 인성 교육 안내서 역할

- 학교, 학부모(조부모), 교사(퇴직교사)의 참여와 체험을 통한 인성교육 프로그램

- 인성실천, 남녀공감, 장애공감, 다문화공감, 세대공감 한궁대회 프로그램

- 다양한 인성교육프로그램과 한궁과의 융합 프로그램

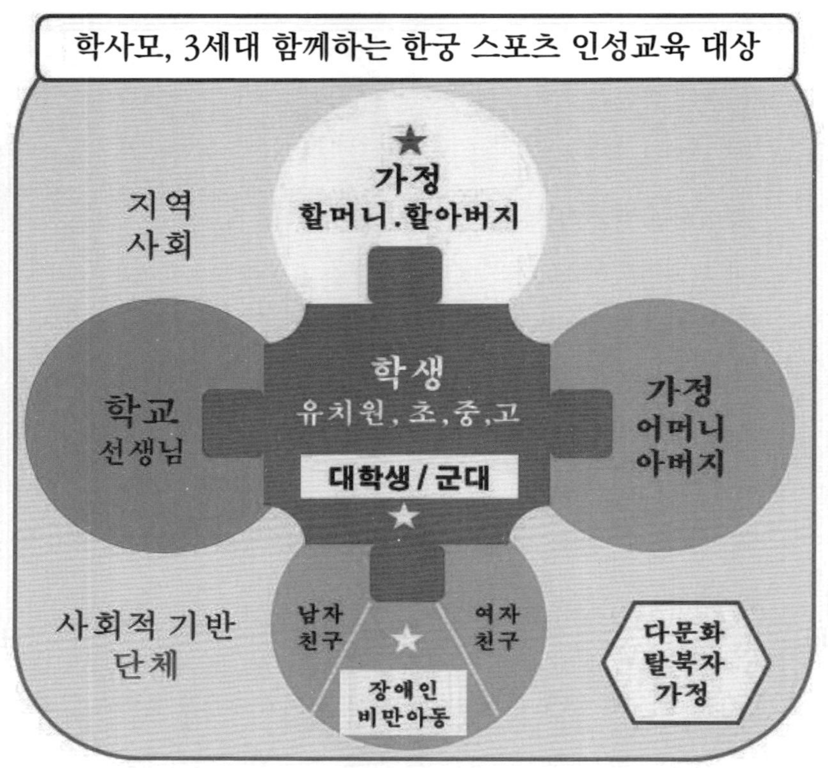

〈그림1. 학사모, 3세대 함께하는 한궁 스포츠 인성교육 대상〉

한궁 스포츠 인성교육대상은 학생, 교사, 부모, 조부모, 친구, 장애인, 군인 소외계층(다문화, 탈북자) 등 (그림1 참조) 8개 계층의 사람에게 한궁의 인성인 화목한 관계를 추구하도록 한다.

2. 한궁 스포츠 인성프로그램 목표

한궁 프로그램의 목표는 인성교육의 기본인 학교와 가정, 지역사회의 참여와 연대 하에 다양한 사회적 기반을 활용하여 전국적으로 실시하는 것이다.

스포츠와 인성교육에 관한 스포츠학계의 연구결과 (최의창, 학교체육에서의 인성교육 실태분석 및 정책실천 과제개발 2012, 대한체육회)에서 보듯이 신체활동으로 개인의 부정적 정서를 긍정적으로 변화시키며, 자신의 내면을 이해하고 타인을 공감하는 능력이 향상되어 사회성 발달에 관여한다.

스포츠 활동은 페어플레이, 도구의 공유, 욕하지 않기, 과격한 행동으로 남을 다치지 않게 하기, 잘못 고쳐주기 등의 도덕적 주제에 대해 의견을 나누며 스포츠맨십 등 도덕성을 향상시킨다. 운동은 뇌기능에 직접적인 영향을 미치며 어린이, 성인, 노인, 치매환자 등의 반응시간, 처리속도, 집행기능, 주의력, 집중력 등 인지능력과 관련이 깊다.

뇌기능의 활성화는 정보를 조합 분석하며 창의적으로 재생산하는 사고 기술에도 영향을 미치며, 최근 신체활동에 참여하는 시간이 많은 아동들의 학업성취 수준이 향상되었다는 연구결과도 있다.

결론적으로 스포츠 활동은 사회성, 도덕성, 공감능력, 건강에 영향을 주며 인성교육과 직·간접적인 연관이 있다. 한궁은 스포츠의 기본적인 장점에 한궁만의 남녀노소, 장애인까지도 같이 참여하고 체험하는 가족스포츠로서 신체균형, 바른자세, 집중력, 자신감을 키우고 인성교육의 핵심역량인 예, 효, 정직, 책임, 존중, 배려, 소통, 협동, 베풂을 한궁교육 및 공감 한궁대회를 통

해 학교, 가정, 지역사회가 참여하여 적극적이고 능동적으로 실행함으로 인
성의 핵심역량인 사회에 필요한 지식, 공감, 소통능력 및 갈등해결 등 통합
된 능력을 배울 수 있다.

본 프로그램은 한궁 스포츠 활동에서 한궁의 양손, 집중력 향상의 신체활
동을 위축시키지 않으면서 학생뿐만 아니라 남녀노소, 장애인, 다문화가족
이 공감 한궁대회를 통한 서로간의 관계개선을 통해 인성의 수준을 높이는
것을 목표로 한다.

본 프로그램은 2009년에 개발된 한궁지도자 연수과정에 공감 한궁대회
를 통한 학교, 가정, 각각의 사회단체 구성원에 한궁 인성실천 교육과정을
재정립하여 구성하였다.

한궁 프로그램의 목표는 한궁의 이념인 신체·정신의 건강, 가정의 행복,
사회 평화의 3영역을 학생, 교사, 부모, 조부모, 친구, 장애인, 군인, 소외계
층(다문화, 탈북자) 등 8개 계층의 사람들에게 13개 인성덕목의 지도를 통
한 한궁 스포츠 참여자의 인성 향상에 있다.

한궁 스포츠 인성교육실천 프로그램

한궁 인성 목표	홍익인간 베푸는 마음으로 건강하고 행복한 삶 추구		
	건강한 신체 건강한 정신	가정행복 가족간 화목	사회평화 계층간 화합
한궁인성 교육방법	한궁지도자교육 한궁 학교체육 육성	학사모/교육가족인성실천한궁대회 공감한궁대회(세대,장애,남녀,다문화) 소외계층(노인,장애인,여성)한궁대회	
한궁인성 핵심역량	한궁교육을 통한 사회생활에 필요한 건강신체 인식	공감 한궁대회 체험과 관계를 통한 공감,소통 및 갈등해결 통합된 능력 함양	
한궁인성 핵심가치. 덕목	자신감 신체균형 집중력 바른자세	예의, 효, 정직, 책임, 소통, 협동 존중, 배려, 베풂	
한궁인성 교육대상	8계층: 학생,교사,학부모,조부모,친구,장애인,군인, 소외계층(다문화, 탈북자 등) 스포츠인성교육 관련		

〈그림 2 . 한궁 스포츠 인성교육실천 프로그램 〉

(1) 건강, 행복, 평화 3영역, 8계층, 13덕목

홍익인간 정신을 근본으로 하는 한궁의 기본이념을 통해 한궁 인성의 덕목을 '신체·정신의 건강' '가정의 행복' '사회의 평화'라는 3가지 영역으로 구분하였다(그림 2).

개인이 실천 가능한 덕목은 '신체·정신의 건강' 영역, 자기와 가정의 화목에 중시되는 덕목은 '가정의 행복' 영역, 개인과 타인뿐만 아니라 사회 전체의 이

익과 관련된 덕목은 '사회의 평화' 영역으로 구분하였다. 이와 같은 인성 덕목은 나를 기본으로 가정, 사회로 확산되는 발달단계를 고려한 것이다 (표 1. 참조).

〈표 1. 한궁 인성교육실천 프로그램의 덕목별 정의 및 교육방안〉

한궁 인성 교육 목표	한궁 인성 핵심가치 ,덕목	정의 및 교육 방안
홍익인간 (베풂 · 건강 · 행복한 삶)	**건강 건강한 신체 건강한 정신**	
	신체균형	몸과 근력의 좌우 균형
	집중력	학습과 운동집중력을 통해 양손, 양뇌의 활성화
	바른자세	바른자세에서 바른마음이 나옴
	자신감	집중력 훈련효과에서 자연발생적인 습득
	행복 가정행복 가족간 화목	
	예의	소통과 공감을 통한 예의 실현
	효(孝)	부모와 조부모와 같이 놀고 일하고 소통하는 것
	정직	실수의 인정과 결과에 승복, 속이지 않는 것
	책임	맡은 일이나 임무, 계획한 일을 끝까지 해냄
	평화 사회평화 계층간 화합	
	소통	참여 계층의 다양성에서 참다운 소통 필요성 인지
	협동	공동결과의 중요성에서 자연스러운 습득
	존중	경기규칙 준수와 상대에 대한 배려심에서 발현
	배려	팀원에 대한 이해심과 응원문화에서 습득
	베풂	내가 가진 것을 기쁜 마음으로 나누어 주는 것

(2) 지도자용 매뉴얼의 목표

본 프로그램은 지도자용 매뉴얼 "한궁 교본"(한궁세계화연구소, 2012)을 근본으로 구성되어 있다.

지도자용 매뉴얼은 한궁을 통해 인성지도를 할 때 지도자가 추구해야 할 구체적인 지도행동 목표 12가지를 추구하고 있다. (표 2 참조)

한궁의 지도자와 한궁의 모든 수련생이 인성의 모범이 되는 것을 목표로 한다.

〈표 2. 한궁 인성교육 지도행동 목표〉

한궁 인성교육 지도자 행동 목표
1. 지도자가 베풀고, 배려하는 모범을 보인다.
2. 항상 밝은 얼굴로 교육을 한다.
3. 한국 전통생활체육인 한궁에 대한 자부심을 가지도록 한다.
4. 기본 예의를 갖추고 재미있게 지도한다.
5. 홍익인간의 정신과 열린 마음을 가지도록 한다.
6. 인성교육의 참된 의미를 정확히 알려 준다.
7. 한궁을 통한 인성교육 실천 경험을 발표하게 한다.
8. 한궁 경기 규칙을 정확히 인지하고 지키게 한다.
9. 한궁 심판을 하도록 하여 선수로서 지켜야 할 것을 알게 한다.
10. 격려의 박수와 칭찬을 하도록 한다.
11. 좋은 인성 사례를 자주 말해준다.
12. 점수가 기록된 KH카드와 "참여도 평가표"을 기록하여 보여 준다.

(3) 한궁 수련자 및 지도자 워크북의 목표

워크북 형태로 디자인이 적용된 학습지는 수련생에게 배포하여 수련 과정에서 직접 작성하는 목적으로 활용된다. 수련의 동기를 유발하고 자발적인 수련 참여를 촉진하는 효과가 있을 것으로 기대한다. 자신과 타인에 대해서 생각하고 자신의 생각과 활동에 대해서 반성하는 기회를 제공한다.

누적해서 보관하면 인성 지도의 과정이 기록되는 효과가 있다. 또 가정 통신문으로도 활용할 수 있도록 제작되었다.

(4) 신체활동과 인성의 향상 목표

한궁 신체활동 프로그램 한궁 양손집중력 향상운동은 거리별 한궁 점수와 점수 차이를 통한 좌우 집중력 평가를 KH카드로 기록하여 한궁운동의 신체활동의 교육목표와 평가의 기틀을 삼았다.

<표 3. 한궁 양손 집중력 향상 측정표 (KH 카드)>

한궁 양손. 집중력향상 측정표(KH카드)

1회 측정량 : 오른손 5발(50점 만점), 왼손 5발(50점 만점), 합이 10회를 1set로 하여 10set를 측정한다.
거리 기준 초급(유소년) : 1.5M 초급 : 2.0M 중급 : 2.5M 고급 : 3.0M   기록은 반드시 세계한궁협회 공인 한궁으로 측정한다.

기간	오른 1주	왼손 1주	오른 2주	왼손 2주	오른 3주	왼손 3주	오른 4주	왼손 4주	오른 5주	왼손 5주	오른 6주	왼손 6주	오른 7주	왼손 7주	오른 8주	왼손 8주	오른 9주	왼손 9주	오른 10주	왼손 10주	오른 11주	왼손 11주	오른 12주	왼손 12주	나의 한궁점수
1																									1주
2																									2주
3																									3주
4																									4주
5																									5주
6																									6주
7																									7주
8																									8주
9																									9주
10																									10주
																									11주
																									12주
합계																									
평균점수																									
양손차이율(%)																									

1) 한궁 급수구성 기준표 (집중력과 몸의 유연성, 근력측정)

급수	9단	8단	7단	6단	5단	4단	3단	2단	1단	
점수	100~97점	96~93점	92~89점	88~85점	84~81점	80~77점	76~73점	72~69점	68~65점	
급수	1급	2급	3급	4급	5급	6급	7급	8급	9급	10급
점수	64~60점	59~55점	54~50점	49~45점	44~40점	39~35점	34~30점	29~25점	24~20점	19~0점

바른자세	무관심	못함	보통	잘함	아주잘함	올바른 투구자세를 6,7,8,9,10 사이 의 다섯 단계 기록 (10:제일바른자세)
점수	6	7	8	9	10	

	1주	2주	3주	4주	5주	6주	7주	8주	9주	10주	11주	12주
바른자세												

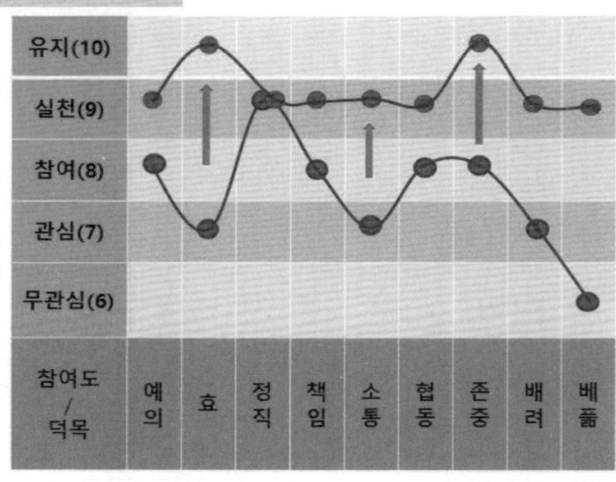

*한궁 수련생의 한궁인성프로그램 참여도를 매 주 인성항목별 "0"으로 표시하여 12주간 기록한다.
*매주 참여 정도에 따라 수련생의 입장에서 지도를 한다.

 "한궁 스포츠인성 프로그램 참여도 평가표"는 (표 4 참조) 한궁 수련과 인성프로그램 참여도의 조합을 고려한 매트릭스 모형으로 인성 덕목별 지도방법을 제시하는 틀로 삼았다. 즉 교육 목표와 평가 측면에서 인성 덕목과 한궁 인성참여도 변화단계를 적용한 2차원 매트릭스 모형을 만들었다. 횡축에는 한궁인성 덕목을 배치하고, 종축에는 인성교육 참여도의 변화단계를 무관심, 관심, 참여, 실천, 유지의 5단계로 배치하여 이를 조합하여 한궁 덕목 활동과 5단계 한궁 스포츠인성 프로그램 참여도의 변화를 통해 한궁인성교육 지도 방법을 수련생의 입장에서 판단하는 개념의 틀을 만들었다.

3. 한궁 스포츠 인성프로그램 실행 장소 및 대상

본 프로그램은 학교 교실, 연수원, 실내체육관 등에서 한궁연수교육 및 한궁 지도 과정에서 인성을 동시에 지도하도록 기획하였다.

궁극적인 목표는 한궁운동을 통해 양손집중력 향상의 신체활동을 하면서 7개 계층의 사람들과의 다양한 공감 한궁대회를 통해 인성 함양을 도모하는 것이다.

한궁 스포츠인성실천 한궁대회는 학생, 교사, 부모, 조부모, 친구, 장애인, 군인, 소외계층(다문화, 탈북자) 등 8개 계층의 사람들을 대상으로 모두 다 함께 참여하여 공감하는 대회로서 이것을 통해 자기 절제, 타인 존중과 배려, 협동과 준법 정신 등 여러 수준의 인성을 체험으로서 배울 수 있는 매우 적합한 프로그램이다.

이렇게 배운 한궁 운동 및 활용 프로그램을 가정과 스포츠 소외계층이 있는 복지관, 경로당, 요양원 돌봄 사업 등에 활용하여 건강한 신체와 건강한 정신, 그리고 행복한 가정, 평화로운 사회를 만들어 가는데 활용되도록 하였다.

(1) 학생 한궁교육

한궁지도자는 지도자용 매뉴얼인 〈한궁 스포츠 인성교육실천 프로그램〉(가칭, 한궁세계화연구소, 발간중) 책자를 활용하여 인성을 기존 한궁스포츠 교육수업에 적용하게 된다. 이 과정에서 한궁 수련생에 적합한 워크북 형식의 학습지를 제작 활용하게 된다.

(2) 학부모 한궁 스포츠 인성교육

한궁은 대한민국 전통생활체육이며 가족스포츠의 대표적인 종목이다.

인성의 기본은 계층 간 관계를 원만하고 언제나 소통할 수 있어야 하는데 현실은 소통이 안되고 단절이 되어있다. 부모는 학생들에게 공부를 강요 하고 아이들과 함께 운동하고 즐기는 기회가 매우 적다.

한궁 스포츠 인성실천교육을 학부모, 조부모, 은퇴선생님이 교육을 받아 아이들과 함께 운동하고, 다른 가족과 경쟁도 하며 가족이 단합하고 노인, 장애인, 다문화가족과 함께하는 공감 한궁대회를 만들어 학생, 학부모, 선생이 서로 소통하고 공감하여 열린 마음으로 세상을 살아가도록 하는 것이 중요한 일이 될 것이다.

이것이 학교, 가정, 사회가 함께하는 진정한 인성교육실천프로그램이 목표로 하는 것이다.

인성은 책으로 배우는 교육이 아니고, 사람과 사람 사이의 관계 즉, 함께 같이 공감하고 소통하고 체험을 통해 자연적으로 알아가도록 하는 것이 중요하다.

한궁 스포츠 인성교육실천 프로그램은 학교, 가정, 사회를 연결하는 인성교육의 대표적인 모델을 만들어가고 있다.

(3) 은퇴교직자 한궁 스포츠 인성교육

한궁은 대한민국 전통생활체육으로서 전문 체육인만 한궁을 배우고 가르칠 수 있는 종목이 아니고, 누구든지 한궁 교육을 받으면 한궁대회를 운영할 수도 있고, 심판을 볼 수도 있고, 교육을 할 수도 있는 3세대 가족과 스포츠 소외계층의 사람들과 함께할 수 있는 진정한 국민스포츠이다.

은퇴하신 교사들이 한궁 스포츠 인성교육을 배우고 학생들을 지도하고, 방과 후 수업이나 세대공감, 학사모 한궁대회 등을 만들어 교사, 학·부모, 학생들과 한궁대회를 통해 소통과 공감의 열린 인성 마당을 열어 인성교육의 올바른 방향을 제시할 수 있다. 지식 우선의 지·덕·체 교육에서 건강한 신체, 건강한 정신의 건강 우선인 체·덕·지의 올바른 교육으로 방향을 바꾸도록 하는 은퇴교직자 한궁인성프로그램을 정착하고자 한다.

(4) 평생교육사 및 사회복지사 자원봉사단체 한궁 스포츠 인성교육

한궁은 스포츠 소외계층의 대표적인 생활스포츠로 정착되어가고 있다.

스포츠 소외계층의 사람인 고령의 노인, 장애인, 다문화 아동, 비만학생, 여학생들을 학교가 아닌 사회의 평생교육사 및 사회복지사, 자원봉사단체에서 구성원이 한궁 인성교육을 받아 공감 스포츠 인성실천 한궁고육 및 한궁대회를 통해 건강과 가정행복, 사회적인 평화를 이끌어 간다면 많은 사회단체들이 국민의 인성교육실천 운동에 앞장서게 될 것이다.

(5) 효(孝) 지도단체 한궁 스포츠 인성교육

효의 시작과 끝은 3세대 가정의 행복에 있다. 노인이 건강해야 가정이 행복하고, 평화로운 사회가 만들어진다. 일반적으로 효는 자식이 부모를 공경하고 봉양하는 것으로 알고 있다. 그러나 현실은 부모와 자식간의 대화의 단절, 즉 소통이 이루어지고 있지 않는다.

앞으로의 효의 실천은 부모와 자식, 조부모와 손자 간의 소통과 공감의 관계 개선에 있다.

조부모가 손자들과 함께 할 일이 없는데 어찌 효도를 생각할 수 있을까?

한궁 스포츠 인성실천 프로그램은 3세대가 화합하고 소통하고 협력할 수 있도록 하는 프로그램이다.

(6) 가정 통신문

한궁스포츠 프로그램에 참여하는 학생과 동호인에게는 한궁학습지를 통해 한궁의 양손집중력향상 인성카드 및 인성참여도 평가 및 감상문을 적도록 하여 좋은 인성을 기르기 위한 한궁프로그램 결과물과 통신문을 발송할 수 있도록 하였다.

4. 한궁 스포츠 인성프로그램 특징

본 프로그램은 한궁 인성교육실천 과정을 토대로 한궁 운동교육 및 공감한궁대회에 즉시 활용하고 교육 및 대회 과정에서 사람과의 관계를 통한 체험을 통해 스포츠 인성지도 모델을 제시하는 것을 목적으로 하였다.

이를 위해 지도자가 지도 과정에서 기본적으로 언행지침에 대한 내용을 다루었다.

한궁 교육생의 동기유발과 자율적인 평가와 지도를 KH카드, 한궁스포츠 인성카드와 한궁프로그램 참여도 평가표를 개발하였다. 본 매뉴얼의 특징은 다음과 같다.

(1) 한궁 스포츠 인성실천 프로그램 체계화 및 지도자교육

본 프로그램은 2009년 대한한궁협회 탄생을 시작으로 한궁 스포츠 프로그램을 태권도장, 학교, 경로당, 복지관, 체육행사를 통해 학교, 가정, 사회단체와 협력하여 한궁 교육과 세대 공감 한궁대회를 통해 한궁의 스포츠 인성교육실천운동을 해왔고, 인성교육진흥법이 국회에서 만장일치로 통과됨을 계기로 그동안 해왔던 다양한 한궁 스포츠 인성실천 프로그램을 재정리하여 체계화하고 있다.

한궁의 기본이념인 홍익인간 정신을 근본으로 하여 신체 및 정신의 건강, 가정의 행복, 사회 평화의 3영역을 학생, 교사, 부모, 조부모, 친구, 장애인, 군인, 소외계층(다문화, 탈북자) 등 8개 계층의 사람들에게 건강영역에 4개 덕목, 가정과 사회영역에 9개 덕목 등 총 13개 인성덕목으로 한궁에서 추구하는 인성을 체계화하였다.

영역 내에서 8개의 계층 특성에 따라 인성 덕목의 개념과 실천의 난이도를 고려하여 한궁 스포츠 인성교육을 다양화하고 점진적으로 배워나갈 수 있게 하였다.

(2) 한궁 운동 평가 및 한궁 인성자율학습지 사용

본 한궁프로그램에서 사용하는 자율학습지는 한궁운동을 통한 양손집중력 향상단계와 한궁을 통한 열린 마음의 느낌의 정도와 한궁운동에 대한 소감문을 적도록 한 것으로 수련생 개인에게 배포된다. 이 한궁 학습지를 통해 인성에 대한 관심과 실천의지를 불러일으키고 인성 덕목의 향상에 대한 점검도 하게 된다.

KH카드와 한궁인성카드는 한궁운동의 효과인 양손집중력 평가를 하고, KH인성 참여도카드는 한궁스포츠인성 덕목 전체에 대한 참여도 변화 평가 도구로 개발되었고, 한궁인성 실천 체험을 통한 소감을 기록하고 발표하여 인성지도 효과를 높이도록 하였다.

(3) 공감 한궁대회 선수참가 및 대회 심판 및 봉사를 통한 인성지도의 방안

한궁 스포츠 인성교육실천 교육을 남녀노소 수련생은 세대공감, 사제공감, 장애공감, 남녀공감, 다문화공감 한궁대회 선수로 참여하거나 심판 및 봉사자로 참여하여 한궁 스포츠로서의 건강수련 목적과 3세대 및 학·사·모의 체험을 통한 인성교육 목적을 설정하였다.

한궁수련자의 선수참여와 심판을 통한 페어플레이, 봉사를 통한 세대간 소통, 배려, 이해 등의 역지사지의 필요성을 체험을 통해 체득하도록 하였다.

(4) 지도자의 언행 지침교육

한궁은 대상자가 어린이부터 어르신, 사회적 약자인 장애인, 다문화 가족 등 다양하므로 한궁 지도자들은 기본적인 예의와 밝은 얼굴로 지도해야 한다.

본 프로그램에 수록된 지도 프로그램은 지도자가 대상에 따라 한궁 지도를 할 수 있도록 하는 것을 목표로 하였다.

(5) 8계층에 따른 다양한 지도방법

한궁은 특정 대상만을 지도하는 기존의 스포츠와는 달리 남녀노소, 장애인 등 모든 계층의 사람들을 대상으로 하는 진정한 SPORT FOR ALL 정신에 충실한 전통생활체육 종목이기에 우리가 분류한 8계층에 대한 한궁 스포츠 인성교육실천 지도방법이 조금은 차별되어야 한다. 그러나 기본적인 인성교육의 방향은 동일하기에 각 계층의 처해진 상황에 따라 한궁 스포츠 교육과정을 크게 바꾸지 않으면서 인성 지도를 교육 프로그램에 쉽게 포함시킬 수 있도록 다양한 지도 모형을 채택하였다.

5. 한궁 스포츠 인성카드의 활용

(1) 한궁 스포츠 인성카드의 개요

한궁 스포츠 인성교육실천 프로그램은 한궁의 기본이념인 홍익인간 정신을 근본으로 하여 신체 및 정신의 건강, 가정의 행복, 사회 평화의 3영역을 건강 영역에 4개 덕목, 가정 영역에 4개 덕목, 사회 영역에 총 13개 인성덕목을 8개 계층의 대상으로 개발되었다.

특히 한궁 스포츠 인성카드는 신체 및 정신건강과 두뇌의 균형발전을 위해 개발되었다.

〈표5 한궁 KH카드 (균형 측정표)〉

거리:(유소년:1.5m)(초급:2m)(중급:2.5m)(고급:3m)/ 선수 : 4m　　　　년　　　월　　　일

투구횟수	오른손 5발	왼손 5발	좌우 합계	좌/우 차이	한궁 점수/급수	
1					35-39	6급
2					40-44	5급
3					45-49	4급
4					50-54	3급
5					55-59	2급
6					60-64	1급
7					65-68	1단
8					69-72	2단
9					73-76	3단
10					77-80	4단
종합 점수					81-84	5단
* 바른자세 평가					85-88	6단
무관심	못함	보통	잘함	아주잘함	89-92	7단
6	7	8	9	10	93-96	8단
양손 차이율	〈(높은평점-낮은평점)/높은평점〉X100=　　%				97-100	9단
양손평가	우수함(A)	보통(B)	노력(C)	미흡(D)	경고(F)	나의차이율
평가기준	5~10%	15~20%	25~30%	35~40%	41%~	

　　한궁운동을 통해 개인별 한궁운동을 측정하는 한궁 KH카드(균형측정표)(표5 참고)와 12주 동안 한궁운동을 측정하는 한궁 양손, 집중력 향상 KH카드(균형 측정표)를 기본으로 "한궁 스포츠 인성카드"를 (표7 참조) 작성하여 한궁 스포츠 건강 인성항목인 신체균형, 바른자세, 집중력, 자신감을 분석하고 양뇌의 균형 발전을 지도한다.

〈표6 한궁 양손, 집중력 향상(측정용)〉

한궁 양손 집중력향상 KH카드 (측정표)

1회 측정량 : 오른손 5발(50점 만점), 왼손 5발(50점 만점), 합이 10회를 1set로 하여 10set를 측정한다.
거리 기준 초급(유소년) : 1.5M   초급 : 2.0M   중급 : 2.5M   고급 : 3.0M   기록은 반드시 세계한궁협회 공인 한궁으로 측정한다.

기간	오른 1주	왼손 1주	오른 2주	왼손 2주	오른 3주	왼손 3주	오른 4주	왼손 4주	오른 5주	왼손 5주	오른 6주	왼손 6주	오른 7주	왼손 7주	오른 8주	왼손 8주	오른 9주	왼손 9주	오른 10주	왼손 10주	오른 11주	왼손 11주	오른 12주	왼손 12주	나의 한궁점수	
1																									1주	
2																									2주	
3																									3주	
4																									4주	
5																									5주	
6																									6주	
7																									7주	
8																									8주	
9																									9주	
10																									10주	
																									11주	
																									12주	
합계																										
평균점수																										
양손차이율(%)																										

1) 한궁 급수구성 기준표 (집중력과 몸의 유연성, 근력측정)

급수	9단	8단	7단	6단	5단	4단	3단	2단	1단	
점수	100~97점	96~93점	92~89점	88~85점	84~81점	80~77점	76~73점	72~69점	68~65점	
급수	1급	2급	3급	4급	5급	6급	7급	8급	9급	10급
점수	64~60점	59~55점	54~50점	49~45점	44~40점	39~35점	34~30점	29~25점	24~20점	19~0점

바른자세	무관심		못함		보통		잘함		아주잘함	올바른 투구자세를 6,7,8,9,10 사이 의
점수	6		7		8		9		10	다섯 단계 기록 (10: 제일 바른자세)

	1주	2주	3주	4주	5주	6주	7주	8주	9주	10주	11주	12주
바른자세												

한궁 차이율 급수 기준표(좌뇌와 우뇌의 능력비교 및 우뇌 사용능력 측정)

차이율	5%미만	10%미만	15%미만	20%미만	25%미만	30%미만	35%미만	40%미만	45%미만
점수	A+	A	B+	B	C+	C	D+	D	F

① A+, A급: 매우 좋음, 좋음: 정기적인 관리 필요
② B+, B급: 관리필요, 운동필요; 매일 규칙적인 운동을 통해 관리 필요
③ C+, C급: 주의 요함, 적극적 운동 필요함. 매일 규칙적인 운동을 통해 관리 필요
④ D+, D급: 심각함, 전문의를 통해 상담 및 지속적인 운동을 통해 지도 요망
⑤ F급: 매우 심각함, 전문의를 통해 상담 및 지속적인 한궁운동을 통해 지도 요망
* 양손 차이율을 구하는 공식:　　〈((높은평점-낮은평점)/높은평점)〉X100=　　　%

(2) 스포츠 인성교육 실천프로그램 활용방법

한궁은 집중력 향상과 양뇌의 균형발전에 큰 영향을 주는 스포츠이며 집
중력 향상과 양뇌의 균형발전은 양손과 양눈이 동시에 자극을 받을 때 이루
어 진다(그림3 참조).

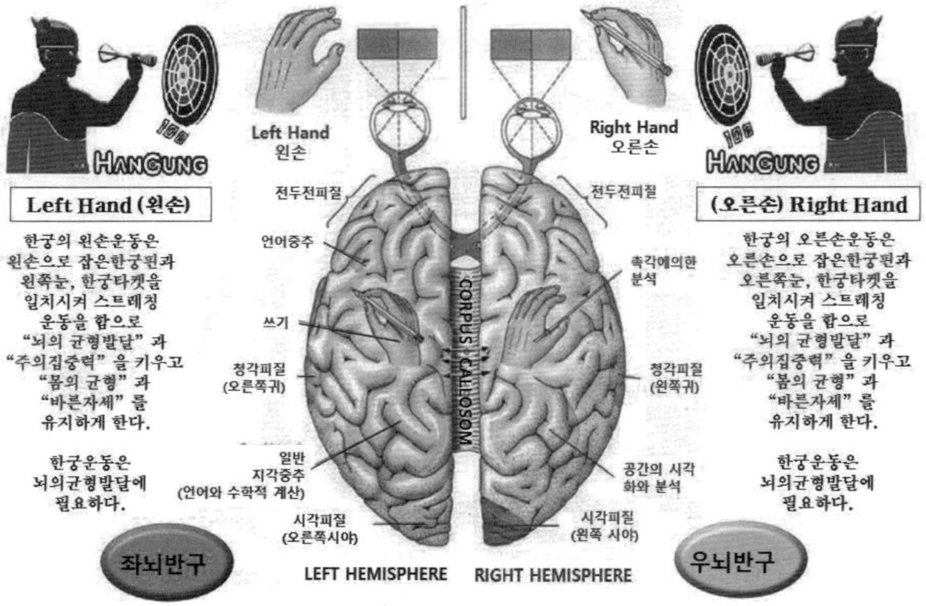

한궁 운동은 뇌의 균형발달에 꼭 필요한 운동이다.

한궁 운동 요령은 왼손으로 잡을 한궁 핀과 왼쪽 눈, 한궁 타겟을 일치시
켜 투구하고 투구시 스트레칭 운동을 함으로"뇌의 균형 발달"과 "주의 집중
력"을 키우고 신체의 바른자세를 유지하고 균형있는 발달을 이루게 한다.

(3) 한궁 스포츠 인성카드의 사용 예

〈그림4. 12주 한궁 스포츠 인성카드〉

소속 :　　　　　이름 :　　　　　구분 :　　　　　날짜 :

구분	유치원	초등학생	중학생	고등학생	일반인	노인	선수
거리(m)	1~1.5	1.5~2	2~2.5	2.5~3	3	2.5	4

*기준거리는 교육대상에 따라 조정할 수 있습니다.

바른자세	무관심	못함	보통	잘함	아주잘함
점수	6	7	8	9	10

소속	이름	구분	성별	기준거리(M)	우 거리	우 점수	좌 거리	좌 점수	바른자세	합계점수
1주	1허도	초등학생	여	2	1	11	1	12	6	23
2주	2	초등학생	여	2	1	11	1	0	7	11
3주	3	초등학생	여	2	1	19	1	7	8	26
4주	4	초등학생	여	2	1.5	11	1.5	17	8	28
5주	5	초등학생	여	2	1.5	19	1.5	18	8	37
6주	6	초등학생	여	2	1.5	13	1.5	21	8	34
7주	7	초등학생	여	2	1.5	23	1.5	22	8	45
8주	8	초등학생	여	2	2	22	2	10	9	32
9주	9	초등학생	여	2	2	7	1.5	25	9	32
10주	10	초등학생	여	2	2	25	2	25	9	50
11주	11	초등학생	여	2	2	30	2	30	10	60
12주	12	초등학생	여	2	2	32	2	23	10	55
양호	평균	초등학생	여	2	2	30	2	30	9	60
최고	최고	초등학생	여	2	2	50	2	50	10	100

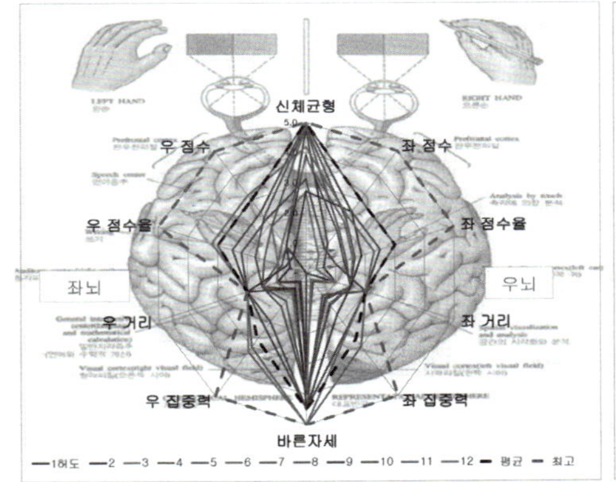

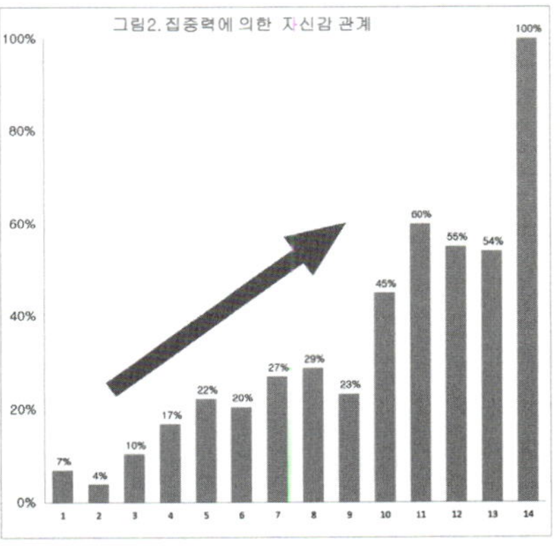

※ 참고사항:　한궁의 양손 스트레칭운동은 한궁의 스포츠인성 덕목인 신체의 균형, 바른자세, 주의집중력의 향상, 운동 자신감을 향상시키고
한궁의 양손운동은 좌뇌, 우뇌의 균형및 활성화에 영향을 주어 신체균형 및 바른자세 유지로 인하여 정신과 신체의 건강을 가지게 합니다.
그림1은 한궁의 좌우 스트레칭 운동을 통한 뇌의 영향을 한눈에 보이도록 하였고,
그림2는 한궁스포츠를 통하여 집중력에 의한 운동에대한 자신감을 도표로 보여 운동의 필요성을 이해하도록 하였습니다.

〈그림 4〉는 한궁 운동의 대상자를 선정하고 기준거리를 대상자의 능력에
따라 지정하여 우측거리와 획득점수를 기록하고 좌측거리와 획득 점수를 기

록하며 투구시 바른자세를 6~10점으로 구분하여 측정하면 한궁 스포츠 인성카드 프로그램에서 자동으로 양뇌의 발달상태와 바른자세, 신체균형, 집중력, 자신감들을 분석할 수 있는 도표로 표시된다.(그림4 참고)

이는 개인 기록의 표시뿐만 아니라 단체기록을 표시하여 훈련의 동기 부여를 높였다.

한궁 도표 사례 (그림 5)

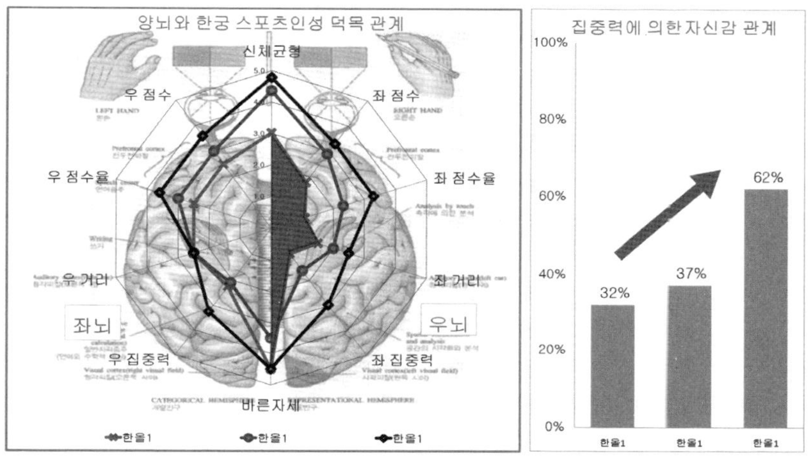

참고사항: 한궁의 양손 스트레칭운동은 한궁의 스포츠인성 덕목인 신체의 균형, 바른자세, 주의집중력의 향상, 운동 자신감을 향상시키고
한궁의 양손운동은 좌뇌, 우뇌의 균형및 활성화에 영향을 주어 신체균형 및 바른자세 유지로 인하여 정신과 신체의 건강을 가지게 합니다.
그림1은 한궁의 좌우 스트레칭 운동을 통한 뇌의 영향을 한눈에 보이도록 하였고,
그림2는 한궁스포츠를 통하여 집중력에 의한 운동에대한 자신감을 도표로 보여 운동의 필요성을 이해하도록 하였습니다.

한궁 도표 사례 (그림 6)

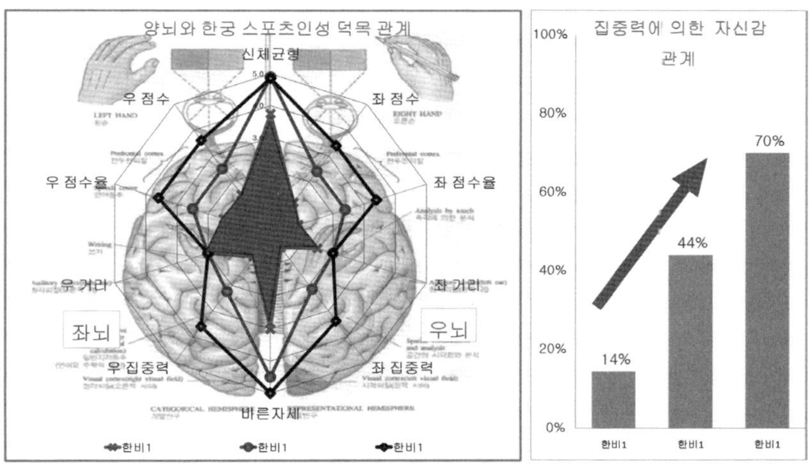

참고사항: 한궁의 양손 스트레칭운동은 한궁의 스포츠인성 덕목인 신체의 균형, 바른자세, 주의집중력의 향상, 운동 자신감을 향상시키고
한궁의 양손운동은 좌뇌, 우뇌의 균형및 활성화에 영향을 주어 신체균형 및 바른자세 유지로 인하여 정신과 신체의 건강을 가지게 합니다.
그림1은 한궁의 좌우 스트레칭 운동을 통한 뇌의 영향을 한눈에 보이도록 하였고,
그림2는 한궁스포츠를 통하여 집중력에 의한 운동에대한 자신감을 도표로 보여 운동의 필요성을 이해하도록 하였습니다.

(그림 5)에서는 한궁 훈련과정에서 좌·우측 불균형 상태를 시각적으로 확인하면서 취득한 좌·우측 점수에 따라 개선되는 상태를 바로 도표로 표시가 되게 하여 훈련 동기를 높이는 방법으로 활용되며 (그림 6)은 개인이 좌·우 집중력을 점검하여 한궁 훈련을 통한 개선효과를 시각적으로 표시되게 하여 훈련의 동기부여를 높일 수 있도록 하였다.

(4) 한궁 스포츠 인성교육실천 운동의 필요성

(그림 7)

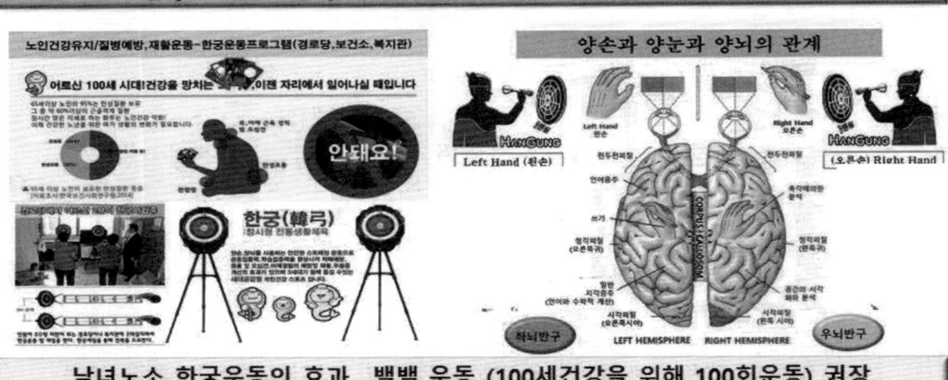

남녀노소 한궁운동의 효과. 백백 운동 (100세건강을 위해 100회운동) 권장

*첨부논문 참조 어린이 → 성인 → 노인

한궁운동 항목/효과	학습집중력 향상	시각주의력 향상	지속주의력 향상	목, 허리디스크 예방	운동 자신감	삶의 질 향상	치매, 우울증 예방	근골격계 질환 예방	오십견, 낙상 예방
신체균형				●	●	●		●	●
집중력	●	●	●			●	●		
바른자세	●			●		●		●	●
자신감	●		●		●	●	●	●	●
뇌의균형	●	●	●	●	●	●	●	●	●

그동안 지·덕·체 교육 방식으로 교육정책을 주도하다보니 사람이 살아가는데 제일 중요한 건강한 신체에 대한 중요성 및 교육을 간과해 왔다.

한궁 스포츠 인성교육 프로그램은 체·덕·지 교육을 지향한다.

위 그림 7에서 보는 것 같이 어렸을 때의 운동습관이 삶에 큰 영향을 미치게 되고 노년에 근골격계 질환으로 나타나는데 이것을 어렸을 때의 바른자세, 신체균형, 집중력 향상 및 운동에 대한 자신감을 갖게 하여 꾸준히 관리하게 되면 노년의 잘못된 생활습관으로 인한 질병에서 자유로워질 수 있다. 특히 한궁과 같은 양손 집중력 운동을 지속적으로 하면 노인성 질환인 퇴행성 질환을 예방할 수 있다. 한궁 스포츠 인성교육 실천 운동은 남녀노소, 장애인 등 모든 사람이 해야 할 필수 운동이다.

(5) 스포츠 인성 카드 활용 효과

1. 참가자(선수)

쉽게 할 수 있어서 흥미롭다.

안전하여 누구나 할 수 있다.

세대의 구분이나 남녀 구분 없이 함께할 수 있어서 참여도가 높다.

획득한 점수가 바로 표시가 되고 합산이 되어 점수 시비가 일어나지 않는다.

취득한 점수에 따라서 도표로 표시가 되므로 참여의 동기 부여가 높다.

학교에서는 선생님과, 가정에서는 부모님과 함께하므로 소통의 기회를 제공한다.

집중력과 뇌의 할성화를 높여주는 훈련 기대효과는 꼭 필요한 부분이다.

2. 인솔자(선생님)

한궁은 안전하여 누구나 함께할 수 있다.

선생님도 함께 참여하여 서로 소통과 공감의 시간을 제공한다.

결과를 도표로 산출할 수 있어서 참가자들의 적극적인 참여를 유도할 수 있다.

가벼운 경쟁심을 유도하여 훈련 효과를 높일 수 있다.

누구나 참여하여 열외 인원이 존재하지 않는다.

훈련효과를 수치화하여 성과를 파악할 수 있다.

집중력과 양뇌 활성화를 통한 학습능력 향상을 기대할 수 있다.

결과를 가정과 소통의 매개체로 활용할 수 있다.

결과표는 학습결과 보고서로 대체 할 수 있어 관리가 용이하다.

3. 가정(학부모)

학습능력 향상 효과를 기대할 수 있다.

현대인이 간과하기 쉬운 집중력 향상을 기대할 수 있다.

집중력 향상의 결과를 수치로 확인해 볼 수 있다.

학교와 소통하는 결과를 기대할 수 있다.

자녀와 함께할 수 있어서 소통의 기회를 제공하는 매개체 역할을 기
대한다.

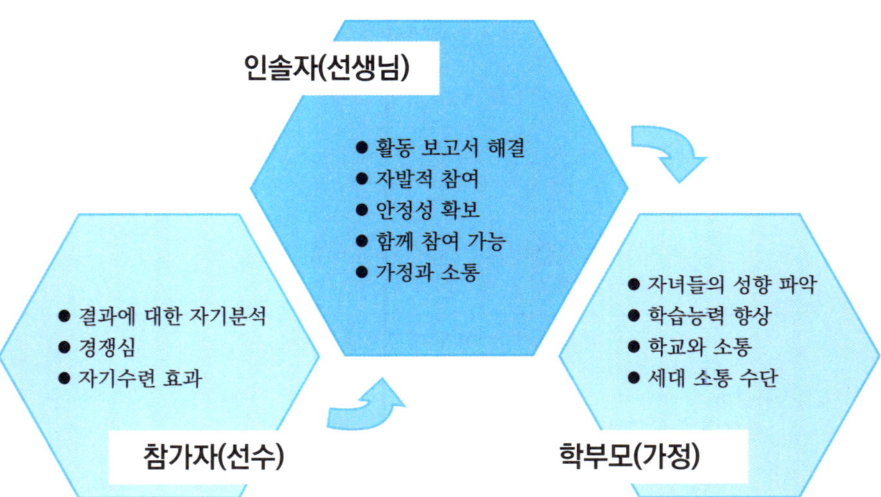

6. 한궁 스포츠 인성 단원학습 지도계획 (12차시 24시간)

가. 단원학습 (24H)

활용법		학 습 내 용		시간
한궁 스포츠 인성교육 실천 프로그램	한궁의 이해 (3차시)	1. 한궁 전통생활체육 바로 알기	자부심, 자신감	1 시간
		2. 한궁 스포츠 인성교육 가치와 당위성	체덕지 교육	1 시간
		3. 한궁 스포츠 인성교육의 적용 방안	사회 적응력	1 시간
	한궁의 훈련 (6차시)	4. 한궁의 기본자세 및 바른 투구법 익히기	신체균형, 바른자세	2 시간
		5. 한궁을 통한 집중력, 자신감, 바른생각 키우기	집중력, 자신감	2 시간
		6. 한궁을 통한 기본예절 익히기	예의, 효행	2 시간
		7. 심판역할 통하여 결정력, 판단력, 집중력 강화	자신감, 책임, 정직	2 시간
		8. 한궁 훈련을 통하여 바른 인성 키우기	인성 핵심덕목	4 시간
		9. KH카드와 한궁 스포츠 인성프로그램 평가표 활용법 및 훈련효과 분석하기	갈등해결 능력	1 시간
	한궁의 응용 (3차시)	10. 한궁대회 특징 이해와 대회진행 해보기	열린 마음의 인성	2 시간
		11. 다양한 공감형 한궁대회 구성 및 참여 하기	열린 마음의 인성	4 시간
		12. 한궁과 함께하는 다양한 놀이 체험	열린 마음의 인성	2 시간

나. 차시별 교수학습 지도안

교수 학습 과정안(1/12)

일 시	2015년 . .	대 상		장 소	
학습 주제	우리의 전통종목에 대한 이해를 통한 자부심과 자신감	차 시		1/12	
		수업모형		개인, 모둠별	
학습 목표	**한궁 전통생활체육 바로 알기**				
학습 자료	한궁 용품(한궁보드, 한궁핀, 거리판), 전통종목 용품, 동영상 자료				
학습단계	교수-학습 활동			자료 및 유의점	
준비활동	1. 참가자 및 환자 파악 **2. 학습동기 부여** 3. 학습 내용 확인 - **전통 종목의 가치를 이해한다.** - **전통종목을 체험해 본다.** - **한궁 창시배경을 이해한다.** - **한궁이 추구하는 세계화 가치 파악하기** - **한궁가 의미를 이해하고 불러보기** - **한궁의 우리전통 계승의 의미 이해하기**			동영상 자료 한궁 용품 전통놀이기구	
중점활동	1. 우리의 전통종목 종류 알아보기 2. 전통종목 체험해 보기 3. 한궁의 창시배경 이해하기 4. 한궁과 유사종목 비교해보기 5. 한궁의 국제 종목화의 의미 분석해 보기 6. 한국을 통한 글로벌 시대상 이야기 해보기 7. 한궁과 각자의 꿈 연결해보기 8. 한궁을 통한 애국심과 자긍심 고취 9. 한궁 전통생활체육에 대한 자부심, 자신감 고취				
정리활동	1.전통종목에 대한 이해는 어느 정도인가? 2.한궁을 정확히 이해했는가? 3.한궁 전통스포츠에 대한 자부심을 가지는가? 4.한궁이 가입한 국제 단체는 무엇인가?			문답식 토론	

교수 학습 과정안(2/12)

일 시	2015년. .	대 상		장 소	
학습 주제	스프츠인성교육실천 및 체덕지(體德知) 교육의 필요성	차 시	2/12		
		수업모형	개인별, 모둠별		
학습 목표	**한궁 스포츠 인성교육 가치와 당위성**				
학습 자료	한궁 용품(한궁보드, 한궁핀, 거리판), 동영상 자료				
학습단계	교수-학습 활동			자료 및 유의점	
준비활동	1. 참가자 및 환자 파악 **2. 학습동기 부여** 3. 학습 내용 확인 - **인성교육의 필요성** - **한궁 스포츠 인성교육실천을 위한 공감 한궁대회 이해** - **한궁 전통스포츠의 놀이문화전통 계승의 의미 이해하기**				
중점활동	1. 한궁스포츠 인성의 목표 2. 한궁스포츠 인성의 핵심가치 및 덕목 3. 한궁스포츠 인성의 핵심역량 4. 한궁스포츠 인성의 체험을 통한 교육 5. 한궁스포츠 인성의 대상 6. 한궁과 태권도와의 융합을 통한 체덕지 교육			동영상 자료 한궁 장비	
정리활동	1. 한궁스포츠 인성의 목표, 핵심가치 및 덕목은 무엇인가? 2. 한궁대회를 통한 인성교육의 의미를 인지하고 있는가? 3. 소외계층의 대표적인 생활체육종목인지 이해하는가?			문답식	

교수 학습 과정안(3/12)

일 시	2015년. .	대 상		장 소	
학습 주제	한궁운동을 통한 사회 적응력 향상을 통한 화합	**차 시**	3/12		
		수업모형	개인별, 모둠별		
학습 목표	**한궁 스포츠 인성교육의 적용 방안**				
학습 자료	한궁 용품(한궁보드, 한궁핀, 거리판), 동영상 자료				
학습단계	교수-학습 활동			자료 및 유의점	
준비활동	1. 참가자 및 환자 파악 **2. 학습동기 부여** 3. 학습 내용 확인 　- **공감 한궁대회의 필요성 이해하기** 　- **창시형 전통종목의 한국스포츠문화 정착** 　- **한궁의 다양한 프로그램적 가치 생각해보기**				
중점활동	1.전통문화행사의 대표적인 전통생활체육인 한궁이 　한국스포츠문화를 리드하는 것에 대한 이해 2.SPORT FOR ALL 의 생활체육정신을 계승한 　세계적인 스포츠 인지교육 3.공감 한궁대회가 인선교육에 필요한지 교육 4.소외계층과 함께하는 한궁대회를 통해 열린마음 　으로 자연스러운 봉사정신 함양 5.세대공감, 장애공감, 남녀공감, 학사모한궁대회를 　통한 체험적 인성교육을 통해 사회적응력을 키움 6.베푸는 마음, 부드러운 말, 상대에게 이로운 행동, 　상대를 이해하는 마음을 공감 한궁대회에서 가르침. 7.다른 인성프로그램과의 융합프로그램 운영가능			스포츠 종목표 PT 자료준비	
정리활동	1.공감 한궁대회 체험을 통한 인성 (인성의 핵심가치 　및 덕목) 함양에 도움이 되는가? 활용되고 있는가? 2.한궁인성교육은 평생교육 프로그램으로의 적합한지? 3.한궁과 다른 인성교육프로그램과 융합 효과는?			문답식	

교수 학습 과정안(4/12)

일 시	2015년. .	대 상		장 소	
학습 주제	한궁 훈련를 통한 신체의 균형과 바른자세 유지	차 시		4/12	
		수업모형		개인별, 단체별	
학습 목표	**한궁의 기본자세 및 바른 투구법 익히기**				
학습 자료	한궁 용품(한궁보드, 한궁핀, 거리판), 동영상 자료, 이미지 포스터				
학습단계	교수-학습 활동			자료 및 유의점	

학습단계	교수-학습 활동	자료 및 유의점
준비활동	1. 참가자 및 환자 파악 2. **학습동기 부여** 3. 학습 내용 확인 - **한궁을 대하는 마음가짐** - **한궁 기본교육을 통한 신체의 균형 및 바른자세 유지 지도** - **규정에 맞는 용품의 필요성 전달** - **각자의 신체 능력에 알맞는 지도**	

중점활동	1.한궁의 기본자세 익히기
	  - 바른 쥐기법 익히기
	  - 바른 자세 익히기
	  - 바른 호흡법 구현
	  - 릴리스 동작 익숙해지기
	  - 신체균형과 바른자세 익히기
	
	2.한궁 규정 이해하기
	  - 반칙의 종류 이해하기
	  - 반칙의 의미 이해하기
	
	3.한궁 수련에서 기대되는 운동효과 이해하기
	  - 운동전 한궁 스트레칭 운동 필요성 지도
	  - 평상시 관절 유연성 운동 필요성 지도
		한궁 설비
		
		한궁 교본

정리활동	1.올바른 투구자세 숙련 정도는? 2.한궁의 규정은 정확히 이해했는가? 3.한궁의 기본교육과 신체균형,바른자세 유지?	테스트 형식

교수 학습 과정안(5/12)

일 시	2015년. .	대 상		장 소	
학습 주제	한궁과 집중력과 자신감, 바른생각	차 시		5/12	
		수업모형		모둠별, 단체별	
학습 목표	**한궁을 통한 집중력 향상을 통한 자신감과 바른 생각 키우기**				
학습 자료	한궁 용품(한궁보드, 한궁핀, 거리판), 동영상 자료, 이미지 포스터				
학습단계	교수-학습 활동			자료 및 유의점	
준비활동	1. 참가자 및 환자 파악 **2. 학습동기 부여** 3. 학습 내용 확인 **- 호흡법을 통한 집중력 강화 훈련** **- 양손을 활용한 운동효과를 이해한다** **- 한궁과 생각 키우기의 연관성 이해하기**				

중점활동	1.한궁의 수련을 통한 집중력 강화훈련
	  - 바른 호흡법에서 얻어지는 집중력 향상
	  - 바른 조준에서 오는 집중력 강화
	  - 양손을 사용하는데서 얻어지는 집중력 효과
	  - 타켓형 스포츠를 통한 집중력 향상 효과 이해하기
	  - 집중력과 목표달성에 대한 교육/자신감 키움
	
	2.한궁과 바른생각 키우기
	  - 정서적인 안점감 향상에서 오는 바른생각
	  - 수련 효과에서 오는 바른생각 키우기
	  - 호연지기 수련의 방법으로 활용
	
	3.한궁의 활용법은 얼마나 다양한지 알아보기
	  - 체육소외계층에 대한 배려심 향상 효과
	  - 봉사활동, 봉사정신 향상 효과
				한궁 설비
				
				한궁 교본	

정리활동	1.양손사용은 어느 정도 익숙한가? 2.한궁과 집중력, 자신감, 바른생각은 어떤 관계가 있는가?			테스트 형식	

교수 학습 과정안(6/12)

일 시	2015년. .	대 상		장 소	
학습 주제	한궁과 예의, 효행	차 시		6/12	
		수업모형		개인별, 모둠별	
학습 목표	**한궁을 통한 기본예절 익히기**				
학습 자료	한궁 용품(한궁보드, 한궁핀, 거리판), 동영상 자료, 이미지 포스터				

학습단계	교수-학습 활동	자료 및 유의점
준비활동	1. 참가자 및 환자 파악 **2. 학습동기 부여** 3. 학습 내용 확인 **- 한궁 계승종목 이해하기** **- 한궁 경기 규정 이해하기** **- 한궁이 내포하고 있는 효와 예의 문화 이해하기**	
중점활동	1.한궁이 계승한 전통종목 알아보기 - 투호의 바른 이해 - 궁도의 정신 이해하기 2.한궁의 경기규정 이해 - 바른 훈련방식 - 대회장에서의 기본예절 - 선수로서의 바른정신 - 한궁 프로그램으로서의 가치 이해하기 3.한궁인의 기본소양 - 예절바른 스포츠맨의 소양 - 타인에 대한 넓은 이해 - 어른 및 윗사람과 소통과 이해, 배려가 효행	한궁 설비 한궁 교본
정리활동	1.한궁인으로서의 기본 소양은 어느 정도인가? 2.한궁의 스포츠문화는 왜 예의와 효행의 문화인가?	테스트 형식

교수 학습 과정안(7/12)

일 시	2015년. .		대 상		장 소	
학습 주제	한궁대회와 심판역할이행을 통한 자신감, 책임, 정직한 행동		차 시		7/12	
			수업모형		모둠별, 단체별	
학습 목표	**한궁 심판 역할을 통하여 결정력, 판단력, 집중력 강화**					
학습 자료	한궁 용품(한궁보드, 한궁핀, 거리판), 동영상 자료, 이미지 포스터					
학습단계	교수−학습 활동				자료 및 유의점	
준비활동	1. 참가자 및 환자 파악 **2. 학습동기 부여** 3. 학습 내용 확인 **- 한궁대회 역할이행해보기** **- 한궁대회 참여해보기**					
중점활동	1.한궁 선수로서의 바른자세 - 집중력을 발휘 - 타인에 대한 배려심 2.한궁 심판으로서의 역할 이행 - 빠른 판단력 - 리더십 함양 - 용기있는 결정력 - 정직하게 심판을 본다. 3.한궁 대회장 관람객의 소양 - 건강한 활기 - 응원 문화를 통하여 타인에 대한 사랑 표현 4.한궁대회 아쉬움 해소 - 절제력 배양				한궁 설비 한궁 교본	
정리활동	1.한궁대회에서 심판활동은 어떤 효과가 있는가? 2.한궁대회 만족감은 어느 정도인가? 3.한궁대회의 아쉬움은 어떻게 해소하는가?				테스트 형식	

교수 학습 과정안(8/12)

일 시	2015년. .	대상		장 소	
학습 주제	한궁과 인성핵심 덕목 키우기	차 시	8/12		
		수업모형	단체별, 집단별		
학습 목표	**한궁훈련을 통하여 바른인성 키우기**				
학습 자료	한궁 용품(한궁보드, 한궁핀, 거리판), 동영상 자료, 이미지 포스터				

학습단계	교수-학습 활동	자료 및 유의점
준비활동	1. 참가자 및 환자 파악 **2. 학습동기 부여** 3. 학습 내용 확인 **- 한궁과 인성의 연관성 이해하기** **- 한궁의 인성교육 효과 이해하기** **- 인성실천 한궁대회 바로알기**	
중점활동	1.한궁과 인성교육 요소 접목 - 습득한 인성을 실천하는 인성교육 - 인성교육 대상 계층들이 함께하는 인성교육 2.한궁과 인성 요소 - 신체균형:몸과 근력의 좌우 균형 - 집중력: 학습,운동 집중력을 통해 양손 양뇌의 활성화 - 바른자세: 바른자세에서 바른마음 나옴. - 자신감:집중력 훈련효과에서 자연발생적인 습득 - 예의:소통과 공감을 통한 예의 실현 - 효:계층이 함께하며 직접적인 실천 - 정직:실수의 인정과 결과의 승복, 속이지 않는 것 - 책임:맡은 일,임무 등 계획한 일 끝까지 해냄 - 소통:참여계층의 다양성에서 참다운 소통 필요성 인지 - 협동:공동 결과의 중요성에서 자연스러운 습득 - 존중:경기규칙 준수와 상대에 대한 배려심에서 발현 - 배려:팀원에 대한 이해심과 응원문화에서 습득 - 베풂:나의 것을 기쁜 마음으로 나누어주는 것	한궁 설비 한궁 교본
정리활동	1.인성실천대회는 어떻게 진행되는가? 2.한궁은 인성덕목과 어떤 연관성이 있는가?	테스트 형식

교수 학습 과정안(9/12)

일 시	2015년. .	대 상		장 소	
학습 주제	한궁 훈련효과 분석을 통한 갈등 해결능력 키움	차 시		9/12	
		수업모형		개인별, 모둠별, 단체별	
학습 목표	**KH카드와 한궁 스포츠 인성프로그램평가표 활용법 및 훈련효과 분석해 보기**				
학습 자료	한궁 용품(한궁보드, 한궁핀, 거리판), 동영상 자료, 이미지 포스터				
학습단계	교수-학습 활동			자료 및 유의점	

준비활동	1. 참가자 및 환자 파악
	2. 학습동기 부여
	3. 학습 내용 확인
	
	  - **KH카드 이해와 수치를 분석할 수 있다.**
	  - **한궁 스포츠 인성프로그램평가표를 분석한다.**
	  - **점수평가 분석표를 활용할 수 있다.**
				한궁 설비	

중점활동	1. 한궁의 KH카드와 한궁 스포츠 인성프로그램평가표 이해하기
	  - 점수기록지 및 평가지 작성해보기
	  - 주간측정 및 평가지 분석하기
	  - 단체측정 및 평가지 분석하기
	
	2.점수기록지 결과를 보고 차이율을 구해본다.
	  - 양손 점수의 중요성 이해
	  - 신체 균형감의 자가진단해보기
	  - 집중력 수련의 바른자세 익히기
	
	3.한궁 수련효과의 수치화
	  - 집중력 수련 효과의 수치화 분석
	  - 균형감 수련 효과의 수치화 분석
	
	4.한궁 훈련일지를 꾸준히 작성하며 훈련하기
				한궁 교본
				
				KH 측정표
				
				한궁 스포츠인성 프로그램 평가표
				
				점수 기록지	

정리활동	1.훈련일지는 꾸준히 작성하고 있는가? 2.훈련효과 분석한 결과의 만족도는 어느 정도인가? 3.한궁 스포츠 인성프로그램평가 모형을 분석한 결과를 평가할 수 있는가?			점검 형식	

교수 학습 과정안(10/12)

일 시	2015년. .		대 상		장 소	
학습 주제	한궁대회를 통한 열린마음의 인성교육.		차 시		10/12	
			수업모형		모둠별, 단체별	
학습 목표	**한궁대회 특징 이해와 대회진행해보기**					
학습 자료	한궁 용품(한궁보드, 한궁핀, 거리판), 점수기록지, KH측정표, 대회 구성표					

학습단계	교수-학습 활동	자료 및 유의점
준비활동	1. 참가자 및 환자 파악 **2. 학습동기 부여** 3. 학습 내용 확인 **- 한궁 경기장을 설치해 볼 수 있다.** **- 팀 편성을 할 수 있다.** **- 한궁 대회 용품을 파악하고 있다.**	
중점활동	1.한궁대회에 필요한 제반 사항을 파악하기 - 경기장 구성 - 경기용품 파악 - 팀 구성 및 경기결과 분석 2.한궁대회 심판법 이해하기 - 주심역할 이행하기(대회통제) - 부심역할 이행하기(반칙행위 판단) - 기록원 역할 이행하기(기록분석) 3.각 역할에 대한 시그럴 수신호 익히기 - 주의, - 경고, - 감점 4.한궁대회 직접 선수로 참여하기	한궁 설비 한궁 교본 역할 수행
정리활동	1.심판역할을 잘 이행할 수 있는가? 2.대회 중의 변칙적인 상황에 잘 대처할 수 있는가? 3.다양한 한궁대회를 통한 열린 마음을 가졌는가?	참여 형식

교수 학습 과정안(11/12)

일 시	2015년. .	대 상		장 소	
학습 주제	한궁과 한궁대회를 통한 열린 마음의 인성교육	차 시	11/12		
		수업모형	단체별		
학습 목표	**다양한 공감형 한궁대회 구성 및 참여하기**				
학습 자료	한궁 용품(한궁보드, 한궁핀, 거리판), 점수기록지, KH측정표, 대회 구성표				

학습단계	교수-학습 활동	자료 및 유의점
준비활동	1. 참가자 및 환자 파악 **2. 학습동기 부여** 3. 학습 내용 확인 - **한궁대회의 여러 가지 형태를 이해한다.** - **대회 참여해보기** - **공감 한궁대회 참여를 통하여 계층 이해하기**	

중점활동	1. 공감형 한궁대회 구성 및 참여하기
	 - 사제공감 한궁대회 계획 및 참여
	  :학사모 및 퇴직교육자,학교 운영위가 함께하는 대회
	 - 장애공감 한궁대회 계획 및 참여
	  :장애인단체 및 특수학교, 특수학급이 함께하는 대회
	 - 남녀공감 한궁대회 계획 및 참여
	  :건전한 청소년 놀이문화 형태
	 - 세대공감 한궁대회 계획 및 참여
	  :학교와 가정과 노인복지시설이 함께하는 대회구성
	
	2. 한궁대회를 통한 국가적 이념 수행
	 - 다문화 포용의 수단으로서의 한궁
	  :다문화 축제 프로그램으로의 한궁 활용법
	 - 한궁을 통한 분단극복 해결
	  :한궁대회를 통한 이념순화
	
	3. 인성실천 대회 참여하기
	 - 다양한 인성프로그램과 함께하는 인성실천 대회
		한궁 설비
		
		참여 수행
		
		대회 계획

정리활동	1. 한궁의 다양한 대회를 이해하고 또 참여하고 있는가?	직접 참여

교수 학습 과정안(12/12)

일 시	2015년. .	대상		장소	
학습 주제	한궁을 활용한 다양한 게임 과 열린 마음의 인성교육	차 시	12/12		
		수업모형	단체별		
학습 목표	**한궁과 함께하는 다양한 놀이체험**				
학습 자료	한궁 용품(한궁보드, 한궁핀, 거리판), 응용게임교본				
학습단계	교수-학습 활동			자료 및 유의점	
준비활동	1. 참가자 및 환자 파악 **2. 학습동기 부여** 3. 학습 내용 확인 　**- 한궁을 활용하여 함께하는 다양한 게임 이해하기** 　**- 다양한 게임 만들기와 참여해보기** 　**- 흥미를 높이는 다양한 방법 찾아보기**				
중점활동	다양한 게임 해보기 　- 한궁 보드 게임 　:주사위 대신 한궁을 이용하여 보드게임 형태로 진행 　:다양한 이벤트 내용을 삽입, 흥미를 높일 수 있다. 　- 한궁 윷놀이 게임 　:윷놀이 형태이며 자연스러운 양손 훈련효과 기대 　:단체의 몰입도가 높은 게임 　- 한궁 야구 게임 　:수비와 공격이 가능하여 끝까지 집중할 수 있는 게임 　:자연스러운 단체 게임이 가능하고 분석력이 필요하다. 　- 한궁 주인공 게임 　:한궁 게임시 주인공을 선정하여 우대하는 게임 　:한궁 게임에 미온적인 사람을 참여시키는 효과가 높다. 　- 한궁 미션 수행 게임 　:골든벨 형태의 게임으로 교육효과가 높다 　- 한궁 이벤트 게임 　:짧은 시간에 집중할 수 있는 게임			한궁 설비 게임 개발	
정리활동	얼마나 다양한 게임들을 알고 있는가?			직접 참여	

다. 자기 평가 활동지 학년 반/모둠명:

학년   반/모둠명:

한궁 수련 효과는 이해했는가?					
게임의 규칙은 잘 알고 있는가?					
바른 투구 자세를 유지했는가?					
양손을 구분하여 사용하였는가?					
양손의 차이를 해소하고 있다고 생각하나?					
질서를 지키며 역할을 충실히 이행했는가?					

이행 정도는? (◎잘했음, ○보통, △좀더 열심히)

라. 동료 평가 활동지 학년 반/모둠명:

학년   반/모둠명:

한궁 수련 효과는 이해했는가?					
게임의 규칙은 잘 알고 있는가?					
바른 투구 자세를 유지했는가?					
양손을 구분하여 사용하였는가?					
양손의 차이를 해소하고 있다고 생각하나?					
질서를 지키며 역할을 충실히 이행했는가?					

이행 정도는? (◎잘했음, ○보통, △좀더 열심히)

마. 한궁 단계별 진행 형태

단계별 구분	진행 일시	진행 내용	기대 효과
교육 수련	3 개월	한궁 교육 프로그램 완성 최소 2세트 이상 설치하여 경쟁심 유도 * 등교시 현관 등에서 1세트 이상 한궁 훈련 후 입실도 일상 수련방법	- 한궁 수련에 따른 신체 발달 - 집중력 향상 - 전통종목의 호연지기 함양 - 활기찬 학교생활
교내 대회	월 일	가족간 팀 구성 교내 한궁 선수 선발 기회	- 가족간 화합의 기회 - 재학생의 존재감 향상 - 교내 이벤트 기회 - 한궁 수련성과 확인
한궁 대회	월 일	타교와 경쟁을 통한 체육대회 교류기회 확보 학교간 이벤트 기회	- 애교심 고취 - 소속감 향상 - 대표 선수 자긍심 확보 * 한궁협회 지원 유도

부 록

1. 한궁 해설
2. 한궁 연혁
3. 각종 양식
4. 심판 자격 관리운영 규정
5. 지도자 자격 관리운영 규정

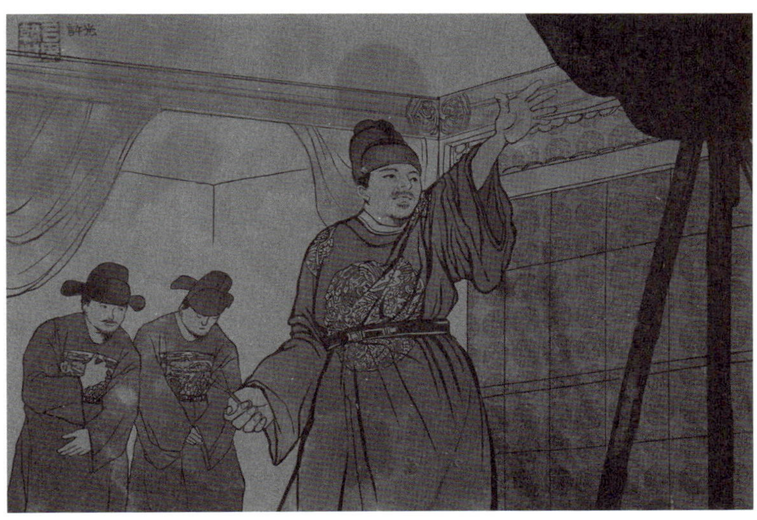

1. 한궁 해설

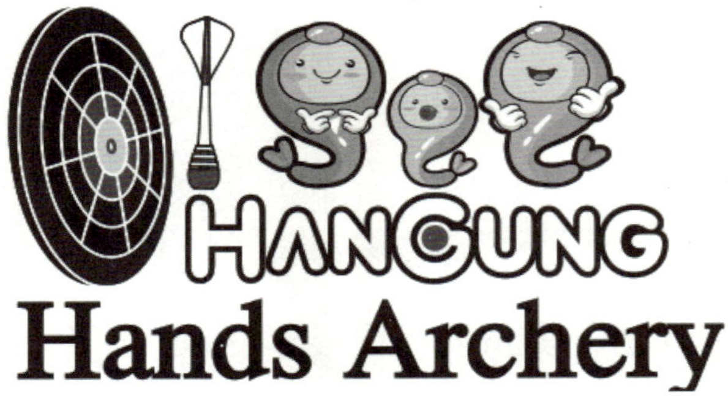

1) 용어 해설

한궁 : 한궁 (韓弓, HANGUNG) , Korean Hands Archery (미) Hands Archery 한궁은 한궁 핀을 양궁형 표적판에 왼손, 오른손 스트레칭 방식으로 투구하여 높은 점수로 승부를 내는 대한민국의 대표적인 창시형 전통 생활체육 종목이다.

한궁 창시자 : 세계적인 한궁은 세계생활체육연맹(TAFISA)에 가입되어 생활체육 종목으로 선정되었다. 허광(Kwang Hu, 1962년~)은 대한민국의 노인, 장애인, 어린이 생활체육용품 발명가이며 한궁 세계화 연구소장, 세계 한궁 협회 회장이고 양손 집중력 향상 스포츠인 한궁의 창시자이다. 대한민국 서울에서 태어났으며, 인하대학교 기계공학, 한국체육대학교 사회체육대학원에서 건강관리를 전공하였다. IT전자부문 연구원으로 시작하여 전자자석다트를 발명하여 유럽에 보급하던 중 남녀노소, 장애인, 가족이 다 함께 할 수 있는 생활스포츠의 개발 필요성을 느껴 한궁, 한궁 핀과 한궁 보드 등에 대한 발명특허를 등록였다. 또한 한궁 핀과 자동점수를 기록하는 양궁타입의 한궁 보드를 개발하고, 양손 스트레칭 투구운동방식으로 생활체육에 적합한 경기규정을 만들고, 양손투

구 점수를 기록, 평가하는 KH Card를 만들어 한궁 생활체육 종목을 만들었다.

그리고 이를 세계적인 생활체육으로 보급하기 위해 대한민국 경기도 안산에 세계 한궁 협회를 만들어 노인 한궁 체육, 장애인 한궁 체육, 학교 한궁 체육, 유소년 한궁 체육으로 발전시켜 2010년부터 매년 대한노인회 전국 한궁대회를 개최하여 대한민국의 대표적인 생활체육종목으로 정착시켰다. 그리고 일본 "전국 지체부자유자 부모회연합회"를 통해 장애인 생활체육으로 정착하여 소외계층의 대표적인 생활체육 문화와 한궁의 세계화에 대한 기틀을 마련하였다.

한궁을 질병 예방운동과 재활체육에 활용하고 건강한 삶과 노후생활과 체육 복지를 위하여 〈한궁 체육 복지신문〉을 발행하여 생활체육종목 개발 및 체육복지 실현에 큰 역할을 하였다. 한궁 교본을 발간하고, 한궁 관련 특허권과 한궁 스포츠에 대한 지적재산권 및 저작권을 보유하여 한궁 창시자로서 한궁이 세계적인 생활스포츠로 성장하는데 기반을 만들었다.

한궁이란 : 한궁은 창시자 허광에 의해 대한민국의 전통놀이인 투호와 전통종목인 궁도와 양궁의 장점을 살리고, 안전한 한궁 핀과 점수 합산기술을 융합하고, 생활체육에 적합한 경기규정을 만들어 탄생한 21c 대표적인 양손 생활체육 종목이다.

한궁 경기 방법 : 한궁은 한궁 핀을 한궁 보드에 왼손으로 5회, 오른손으로 5회 총 10회를 팔을 구부렸다 펴는 스트레칭 운동방식으로 안전하게 투구하여 높은 점수로 승부를 내는 기록 경기이다.

한궁 효과 : 한궁은 양손 스트레칭 운동으로 좌 우뇌의 활동을 증진시켜 운동 집중력 및 학습 집중력을 향상하고, 신체의 유연성을 키우고 몸의 좌우

균형을 유지하는데 큰 효과가 있는 생활체육으로 남녀노소, 고령자, 장애인이 다 함께 언제 어디서나 안전하게 즐길 수 있는 뉴 스포츠이다.

한궁 지도자 : 대한 한궁 협회에서 한궁 지도자 교육을 받은 자로서 일반인에게 한궁을 교육할 수 있는 자격과 심판 자격을 가진다.

한궁 심판 : 대한 한궁 협회에서 한궁 심판교육을 받은 자로서 한궁 대회시 심판 및 부심의 자격을 가진다.

한궁 가방 : 한궁 보드와 한궁 핀, 한궁 받침대와 한궁 거리판 등을 넣을 수 있는 한궁 용품 전용 가방이다.

한궁 핀 : 자석이 빠지지 않는 2중 구조의 한궁 핀 헤드를 가진 한궁 보드 전용 핀이다.(8mm직경의 원통형자석과 4g 이내의 무게로 되어있다.)

한궁 핀 손목케이스 : 한궁 대회시 손목에 차서 5개의 한궁 핀을 보관하는 케이스로 한궁 선수의 개인용구이다.

한궁 보드 : 양궁의 점수체계를 가지고, 한궁 핀 부착 시 점수가 자동으로 표시되는 한궁 용품이다. 이것은 대회용과 가정용이 있다.

한궁 표적지 : 이것은 양궁타겟의 모양을 하고 있고 8개의 구역으로 나누어져 있다.

한궁 받침대 : 한궁 보드 전용 받침대로서 대회용과 가정용으로 나뉘어져 있다.

한궁 거리판 : 한궁 대회시 지정된 거리에서 투구할 수 있도록 50cm 간격 표시가 된 길이 3M 이상으로 만들어진 보조용품으로서 한궁 공식대회에는 반드시 설치하여 대회를 하여야 한다.

한궁 기준선 : 한궁 기준선은 선수들이 투구 후 발이 넘지 않아야 하는 선을 말하는데 시비를 없애기 위해 사각형 스펀지 봉으로 기준선을 만들어 한궁대회를 하기도 한다.

한궁 경기장 : 한궁 경기장은 가로 2M 세로 4M로 하고 이를 선이나 라인 테이프로 표시하기도 한다. 2개 이상 설치 시에는 한궁 보드 중심간 간격은 3M로 한다.

2) 한궁 대회

한궁 자세 : 한궁 핀을 투구하기 위한 자세로 기본적으로 3가지 자세가 있고, 휠체어 장애인을 위한 휠체어에 앉는 3가지 자세가 있다.

한궁 핀 쥐기 : 손가락 3개로 쥐는 것이 일반적이다. 그러나 개인의 상태에 따라 4개~2개로 쥘 수 있다.

한궁 투구 방법 : 조준, 준비, 시작의 연속동작으로 투구한다.

조준 : (목표조정) 한궁 표적과 한궁 핀, 눈을 일치시키는 것이다.

준비 : 조준한 상태에서 한궁 핀을 눈 앞으로 그대로 당기는 것이다.

시작 : (스트레칭 방식으로 던짐) 당겨온 팔의 반동을 이용하여 어깨를 고정하고, 팔을 쭉 펴서 스트레칭 하듯이 한궁 핀을 투구하는 것이다.

점수 확인 : 한궁 핀을 던져 얻어진 점수를 확인

한궁 핀 수거 : 한궁 보드에 부착된 것과 바닥에 떨어진 한궁 핀을 회수한다.

투구 수 : 1경기에 왼손 5회, 오른손 5회 합 10회를 던져 합산점수로 승부를 낸다.

한궁 거리 : 기본적으로 3M이나 선수는 4M, 노인 2.5M, 어린이, 노약자는 1.5M, 2M 거리에서 게임을 한다.

한궁 보드 높이 : 기본적으로 삼각받침대 앞부분부터 한궁 보드의 중심까지 높이가 1.35M에서 사용한다. 휠체어장애인은 1.2M에서 한다.

심판 : 점수를 판정 및 기록을 하고 주의, 경고, 실격 판정을 한다.

부심 : 한궁 자세 및 주의를 지도한다.

KH카드 : 한궁 점수 기록 및 양손 운동 평가 분석표로서 기본적으로 한궁 개인 운동 평가표, 주간 한궁 개인 평가표, 한궁 단체전 점수평가 분석표

등 3가지 표를 말한다.

단체전 점수기록표 : 단체전 점수를 기록하는 표이다.

개인전 점수기록표 : 남녀 개인전 점수를 기록하는 표이다.

한궁 명찰: 단체전, 개인전 표시와 이름을 적어 신분을 확인하는 이름표이다.

3) 한궁 로고와 캐릭터

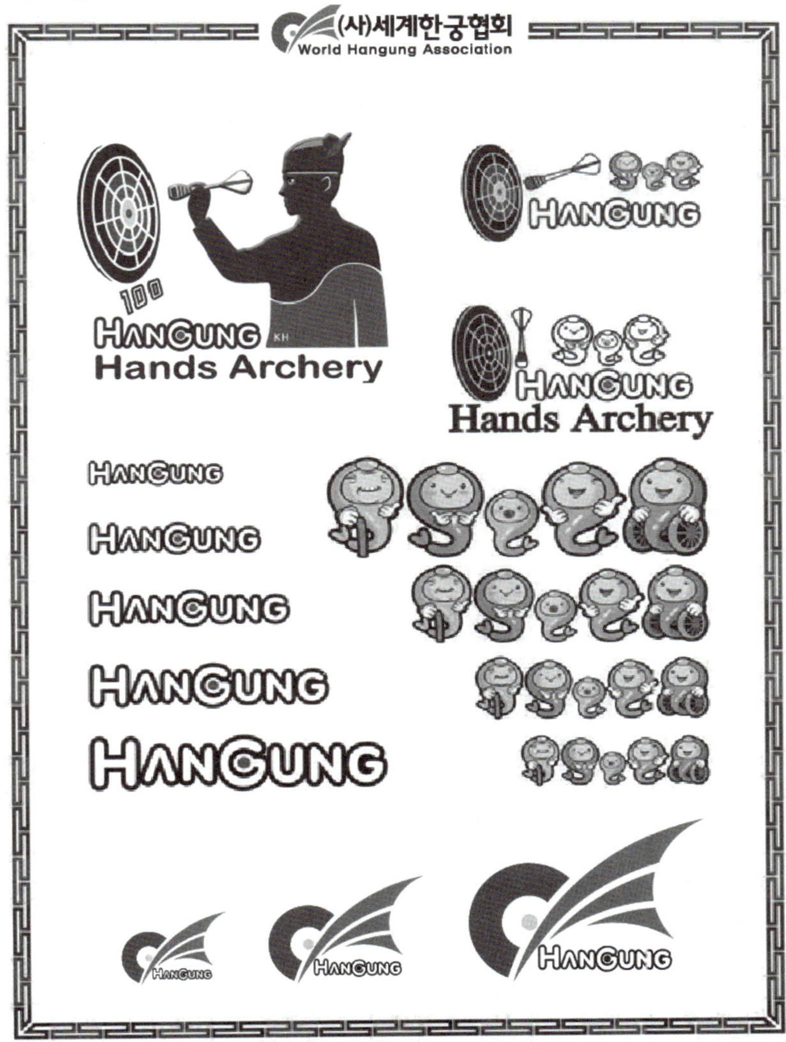

2. 한궁 연혁

한궁은 창시자인 허광에 의해 만들어져 지금에 이르고 있다. 그 연혁을 보면 다음과 같다.

2009.07	대한한궁협회 창립총회
2010.08	구미시 금오종합사회복지관 어르신건강한궁대회
2010.11	제1회 대한노인회장기 전국노인한궁대회
2011.10	울산연합회 한궁대회
2011.11	제2회 대한노인회장기 전국노인한궁대회
2012.07	한궁체육복지신문 창간호 발행
	한국체육대학교 생활 체육대학과 MOU체결
	젠시렌 일본 전국지체부자유아자부모회 연합회 한궁대회
	김천 다문화가족 한마음 한궁대회
2012.10	제3회 대한노인회장기 전국노인한궁대회
2013.01	한궁교본 발간
2013.04	한국뉴스포츠협회 MOU체결
	충남연합회 노인 한궁대회
2013.10	제4회 대한노인회장기 전국노인한궁대회
	국민체육진흥공단 MOU체결
	제1회 여수시한궁협회장배 한궁대회
2014.03	한국스포츠학회지 한궁논문 게재
2014.06	제1회 척수장애인 한궁대회
2014.07	세종특별자치시 장애인체육회 MOU 체결

2014.08	제1회 강원도 세대공감 한궁대회
	제1회 경기도 연합회장배 한궁대회
2014.09	제1회 세종시 지체장애인협회장배 한궁대회(세종)
2014.09	(사)세계한궁협회 창립총회
2014.10	제5회 대한노인회장기 전국노인한궁대회
2014.11	제1회 국회의장배 전국세대공감 한궁대회 (국회의사당)
	2014 대한민국 창의·인성 박람회 사제공감 한궁대회
	인성실천범국민연합-한국교총-세계한궁협회 MOU 체결
2014.12	오산시 국회의원배 한궁대회
	12개 한궁도 제작
	한국U-City 학회 MOU체결

2014년 12월 기준 전국 한궁 심판 2,000명/지도자 600명

2015년 1월 8일 사단법인 세계한궁협회와 사단법인 한국이벤트프로모션협회 MOU체결

2015년 1월 부산대학교 산학협력단 MOU체결

2015년 3월 한궁 세계 생활체육 연맹(TAFISA) 가입

2015년 4월 29일 장주호 세계생활체육연맹 회장 세계한궁협회 총재 추대식

2015년 6월 30일 (사)한국지체장애인협회 MOY체결

2015년 9월 1일 (사)한국체육인회 MOY체결

2015년 11년 광주, 경북, 충남, 서울 교육가족인성실천 한궁대회

2016년 1월 한궁의 이론과 실제 교재 출간

Ⅰ. 한궁의 특징과 인성교육 및 체육활동

① 한궁의 특징

□ 전통과 현대, 동서양 문화의 결합

o 한궁은 고유의 전통 놀이인 투호와 궁도, 서양의 양궁과 다트를 접목시킨
경기방식에 최신 IT 기술인 자동점수집계 방식을 도입한 동서양·전통과
현대 융합형 TAFISA에 가입된 뉴 스포츠

□ 양손 활용 경기

o 한궁은 양손을 사용하여, 핀을 목표물에 명중시키는 경기

o 경기 참가자가 익숙하지 않은 손으로 투구하는 규칙이 있어, 다른 종목에
비해 상대적으로 개인의 기량차가 적고, 남녀노소와 장애유무가 경기에
미치는 영향이 적음

o 양손을 모두 사용하여 집중력 강화에 따른 학습능력 향상 효과가 있으며
양 뇌의 균형있는 개발 효과가 있으며, 뇌기능 향상 효과가 있으며 아동은
양 뇌의 균형 발달, 노인은 퇴행성 질환과 치매 예방에 도움이 됨.

□ 개인전·단체전 등 자유로운 운영

o 핀을 한궁판에 명중시키는 점수 획득 방식으로 짧은 시간 동안 비교적
좁은 공간에서도 동시에 다수가 참여 가능

o 아동, 장애인 등 신체적 조건이 불리한 경우 투구거리 등을 조절하여
참가자 조건에 알맞은 경기 방식 적용
o 최신 자동점수집계 방식 도입으로 경기 운영이 신속·정확하고, 점수
산출이 객관적이며, 판정에 대한 시비·불복 발생이 낮음

□ 누구나 쉽고 안전하게 경기 진행

o 한궁 핀을 목표물에 명중시키는 동작이 간소하고, 실격 규칙 등이 명
확하여, 남녀노소 누구나 간단하게 이해 가능
o 자석을 활용하여 목표물에 명중시키므로 부상이 발생할 확률이 낮고 안전함

② 한궁의 인성교육 효과

□ 인성교육 요소 접목

o 한궁 경기 과정에서 일어나는 여러 활동과 상황 및 과정에 인성교육 핵심요소를
의도적으로 접목하여, 교육효과 발생을 위해 심판과 경기에 참여하는
학부모·교사에 별도의 인성지도 교육이 필요
o 한궁은 인성 교육의 주요 요소인 인성 형성기질 강화에 직접적인 접목
o 한궁은 학생뿐만이 아니라 교육이 필요한 계층이 함께하는 기회 제공

□ 한궁과 관련한 인성교육 8대 핵심가치 덕목 요소

o 예(禮) : 경기에 참가하는 팀은 학생(청소년)-학부모(혹은 조부모) - 교사
가 한 팀으로 구성하며, 경기과정에서 대화와 소통으로 서로를 이해하는
공감의 기회 제공

o (효(孝)) 3세대가 함께하는 과정에서 자연스러운 효 정신 배양

o (정직) 경기 과정에서 발생하는 실수에 대해 인정하며 대회 결과에 승복하는 정직의 의미 함양

o (협동) 경기 과정에서 공동의 결과가 중요함을 인지하는 학습효과

o (절제) 미성숙 아동의 경우 승부 자체에 몰입하여, 승패에 따라 과도한 감정표현을 하는 경우가 있으며, 부모, 교사는 아동에게 자신의 감정을 적절하게 표현하는 방법을 지도

o (배려) 서로 격려하고 칭찬하는 경기 예절과 응원 문화 습득

o (소통) 누구나 쉽게 다양한 계층이 참여하는 한궁을 통한 소통

o (존중) 경기 규칙을 준수하고, 결과에 차분히 승복하여 승리한 상대를 존중하고, 패배한 상대를 격려하는 태도 교육

o (자신감) 한궁이 추구하는 자기 수련을 통하여 집중력 향상에 따른 자신감 고취

o (용기) 가기개발 과정을 통하여 향상된 자아를 통하여 용기 배양

③ 실천대회장의 인성교육 부대행사 병행

□ 다양한 인성교육 체험 기회 제공

o 인성교육 실천한마당(간이박람회), 인성교육 프로그램 인증공모전 등에서 사업성과 교육효과성이 검증된 체험형·참여형 프로그램을 중심으로 연계

o 한궁 대회장에 잊혀져가는 골목길 놀이문화 체험

  효과 - 사전 인성교육(사회에서 자연스러운 인성교육 실행)

      - 격세대를 통하여 소통의 기회 제공(체험효과)

  가치 - 사회에서 이루어지는 인성교육

o 한궁 대회장 학부모 사진 콘테스트 전시 부스

  효과 - 사전 인성교육(가정에서 자연스러운 인성교육 실행)

      - 학부모들 간의 교류, 소통의 기회 제공(사진 전시효과)

  가치 - 가정에서 이루어지는 인성교육

o 한국예술문화원의 서예가 「가훈 써주기 봉사단」을 초청하여, 자녀의

  인성교육에 도움이 되는 가훈 정하기, 격언 선물하기 등 체험 행사

o 기타 인성 프로그램 체험존 운영

  효과 - 인성 프로그램 비교 검토 시간 마련

  참가 - 푸른나무 청예단, 그린에듀케이션, 인성소통협회

o 한궁 대회 및 사진 콘테스트 운영 방안

  - 한궁대회 운영 안 : 사)세계한궁협회 주관

  -가족 / 부모님사진 콘테스트 운영 안

  1안) 참가 학생 3세대 가족 / 학부모 사진 공모 - (당일)

  - 대회장 전시 게시판에 학부모 및 가족 사진 등록

  - 학부모 사진과 사연 / 느낌 제출 (300자~500자 내외)

- 시상 1위~3위 (문화상품권 – 5만원 / 3만원 / 2만원)

2안) 인성실천 한궁대회 안에서 3세대 및 가족 사진 등록
- 세계한궁협회 홈페이지 공모 – 추후 시상 및 사진집 제작
※부대행사는 지역과 일정에 따라 조정될 수 있으며, 대회 개최 지역의
특성을 고려하여 다양한 인성교육 사업이 참여할 수 있는 기회를 제공함

④ 인성실천 한궁대회 이후 기대효과

□ 자유학기제 연계 체육활동 인성교육 프로그램 개발

ㅇ 인성교육 요소를 포함하는 한궁대회를 보완하여 지역 스포츠 리그로 정착하고
생활체육센터와 연계한 세대공감-체육활동 인성교육 프로그램 개발

ㅇ 구매한 한궁기구는 학교별 신청을 받아 계속 활용가능하며, 전교생이
참가하는 스포츠 리그로 정착

ㅇ 국가적 관심 항목인 여학생 체육활동 프로그램으로 적합

□ 소외계층 맞춤형 스포츠 활동 지원

ㅇ 노인·장애인 등 스포츠 소외 계층 모두가 즐길 수 있는 종목인 한궁의 장점을
내세워 소외계층 생활체육으로 자리매김

ㅇ 한궁 심판 민간자격 검정 기준(예선 3급 이상, 본선 2급 이상)을 통과한 노인·
경력단절 여성 등을 경기 심판 및 운영보조요원으로 위촉(심판·보조 연인원
약 1,000여명)하여 간접적 고용효과 발생

ㅇ 향후 학교·지자체·생활체육관·복지센터의 대회 개최 신청을 받아 심판등 인력을

지속 활용하여 전문 인력 양성

□ 안전한 체육 행사 실천

- o 행사공연종합보험에 가입하여 참가자의 불안을 해소하고 피해발생시
  보장 강화
- o 연예인 등 유명인사 초청을 지양하고, 다수의 인원이 밀집하여 혼란과
  안전사고를 초래할 수 있는 위험을 예방
- o 국민체육진흥공단의 국민건강증진 사업과 연계하여 단순 체육대회를
  넘어 참가자들이 생활체육에 더 가까이 접근하는 계기 다련

□ 범정부 차원의 찾아가는 생활체육 연계

- o 국방부 병영인성교육 정책, 법무부 수형자 교정교화 인성교육 정책,
  비행청소년보호감찰 정책과 연계 가능
- o 군인 등 특정지역에 소속되어 생활체육 기회가 적은 국민에 참가를 유도하여,
  체육참여율 제고

□ 학교 스포츠 클럽 활성화 종목으로 활용

- o 학교 스포츠 클럽으로 확대
- o 학교 한궁 종목의 활성화 – 학습능력 향상효과
- o 여학생 스포츠 활성화 정책에 부합하는 종목

Ⅱ. 교육가족 인성실천 한궁대회 세부 계획 (사례요강)

① 목적 및 배경

□ 생활체육으로 범국민 인성실천 운동

o 인성교육진흥법(' 14. 12. 29)이 제정되면서 가정-학교-사회가 동참하는 범국민적 인성교육 활성화 계기 필요

o 교육가족 구성원이 참여하는 한궁(韓弓, Hand Archery)대회를 개최하여, 학생-학부모(조부모)-교사(퇴직교사)가 교류하고 소통하는 인성교육의 장을 마련하고, 오산시에 체육·문화교류를 유도하여 '건전하고 올바른 인성을 갖춘 시민' 육성

o 체육교류활동으로 인성교육 실천 기회를 제공하여, 세대간 소통의 기회를 통하여 유대감 형성과 정체성을 확립하여 교육복지실현

② 행사개요

□ 주최/주관

o 주최 : 인성교육 범국민 실천연합, 교총, 문화체육 관광부

o (주관) 지역 인실련 연합회, (사)세계한궁협회, 대한노인회, 교육부

o (후원) 문화체육 관광부, 교육부, 대교, 한국 교원단체 총 연합회, 시·도교육청, 국민체육 진흥공단, 대한장애인 체육회, 국민생활 체육회, 중앙일보, 경기일보,

헤럴드미디어, 인성시대, 대한 노인회, 관내 초등학교, 합천일보, 하동일보, 한국 체육인회, 효/실버신문사, 한국 효도회

□ 참가대상

○ 관내초등학교 학생-학부모-교사(학사모 구성)

○ 특수학교, 대안학교 포함: 학교별

○ 관내 경로당: 분회별

□ 시행일정

○ 대회일 : 지정일자 13:00 ~ 17:00 (4시간 소요)

□ 장소

○ 지정된 장소(실내체육관)

□ 시상계획

○ 단체전(어르신팀+학생팀), 개인전(어르신, 학생)으로 구분

대회구분	상 훈	수여팀		비 고
		학 생	어르신	
단체전	최우수상(인실련 회장상, 노인 회장상)	1팀	1팀	본선 출전권 상금시상
	우수상(시도 인실련 상임 대표상, 지회장상)	1팀	1팀	
	장려상(세계 한궁 협회 회장상)	1팀	1팀	
개인전	최우수상(교총 회장상, 노인 회장상)	1팀	1팀	부상은 추후 결정
	우수상(시도 교총 회장상, 노인 회장상)	1팀	1팀	
	장려상(세계 한궁 협회 회장상)	1팀	1팀	

*** 사진 전시회 우수 꾸밈상 시상 – 문화 상품권 지급**

③ 세부대회 계획

□ 인성실천대회 참가 인원 (약 352명)

구 분	참여 학교 및 경로당	선수 참여 인원	가족 응원 인원
노인회	분회 경로당별 1팀×11명×16 경로당	176명	
학 교	관내 학교별 2팀×11명×6 학교	132명	
	관내 대안학교 2팀×11명×1 학교	22명	
	관내 초청학교 2팀×11명×1 학교	22명	
합 계	8 학 교 16 경로당	352명	

□ 대회 경기 진행 계획

구 분	시 간	행사명	장 소
인성실천한궁대회	12:00~12:30	인성실천 대회 설명회	오산 시민회관
	12:30~12:50	선수 등록 및 대회장 구성	
	13:00~13:30	개회식 (국민의례/축사)	
	13:30~15:00	단체전 (각 3팀 선발)	
	15:00~17:00	개인전 (각 3팀 선발)	
	16:00~16:30	폐회식 및 시상	

※ 오전부터 연습장 개방 및 부대 인성체험 부스 운영

□ 대회 경기 진행 계획

구 분	과녁과의 거리	비 고
초등학생 1~3학년	1.5m	남·녀 구분 없음
초등학생 4~6학년, 중학생	2m	
어르신	2.5m	

○ **거주지 구분 : 참가접수 종료 시점인 '지정일' 까지 행정 거주지**

ㅇ 선수는 하나의 팀에 소속됨을 원칙으로 하며, 중복출전 불가

□ 팀 구성기준

ㅇ 학교팀   : 선생님1, 학생5, 부모님5
ㅇ 어르신팀 : 분회장1 남자5, 여자5

□ 선수 참가 등록

ㅇ 세계한궁협회(www.hangung.org) 참가신청 게시판 등록
ㅇ 제출서류
 – 대회 참가 신청서 등

□ 참가선수 준비사항

ㅇ 대회참가자는 신청서에 기록된 본인 확인용 신분증 지참(학생증, 주민
  등록증, 운전면허증, 공무원증, 여권 등)
ㅇ 원활한 신체활동을 위하여 운동복, 운동화 착용 권장
ㅇ 부상을 유발할 수 있는 물품, 화기 등 소지 금지
ㅇ 학교팀은 선수별 가족사진

o 대회 시작 전 준비 및 근육 이완 운동 철저

o 대회 현장에 응급처치요원 2명 및 구급차 1대(심장제세동기) 대기

o 행사공연보상보험에 가입하여 참가자 불안해소 및 부상자 보상

④ 한궁 경기 방법 및 운영 요령

□ 경기 방법

① 종목별 점수제로 진행하며, 최고점수 획득 순으로 우승자(본선 진출팀)를 결정한다.

② 선수는 각 경기 1세트, 세트 당 10회 투구하며, 오른손·왼손 각 5회씩 투구할 수 있다.

③ 선수는 제한시간 이내에 투구를 완료하여야 한다. 제한시간은 오른손 5회 50초, 왼손 5회 50초 이내이며, 제한시간 내에 던지지 못한 투구수는 무효(0점) 처리된다.

□ 경기 운영 요령

① 경기장은 12개 코트를 설치하여 사용한다.

② 경기 당일 접수·등록을 마치고 신원을 확인하여 비표를 수령한다.

③ 선수는 경기 10분 전에 대기장소에 모여 경기를 준비한다.(단, 경기시작전 3회 방송으로 호출하였음에도 미출전 하면 불참으로 간주한다.)

④ 경기장에는 선수, 심판, 경기진행요원 이외에는 들어갈 수 없다.

⑤ 경기 중 분쟁이 발생했을 때는 분쟁조정위원회의 결정에 따른다.

⑥ 각 팀의 주장은 경기 중 심판에게 이의를 제기할 수 있으며, 심판은 이를 분쟁조정위원회에 알려, 그 결과를 경기에 반영할 수 있다. (단, 선수가 분쟁조정위원회의 결정에 불복하면 해당 경기는 몰수패로 간주한다.)

⑦ 주의 2회를 받으면 해당 투구는 점수로 인정되지 않으며, 경고 1회시 반 세트(오른손 투구 5회)를 0점 처리한다. 주의 유형과 사례는 표와 같다.

주의 유형	해당 사항
기준선 주의	● 선수 위치 기준선을 밟거나 넘는 경우
발 주의	● 핀을 던지기 전 발 뒤꿈치가 떨어지는 경우
	● 핀을 던진 후 한발 전체가 바닥에서 떨어지는 경우
손 주의	● 핀을 던질 때 어깨를 젖혀 던지는 경우

※ 그 외의 세부 규칙은 「한궁 교본」(2013)을 따름

□ 경기 준비 사항

① 한궁 12코트(거리판, 거리턱, 한궁 일체)

② 음향 설비

③ 점수기록지, 기록판, 필기구

④ 점수집계 컴퓨터, 프린터, 전기장치

⑤ 시합용 호각

⑥ 대진표

⑦ 선수대기좌석, 심판좌석, 탁자 등

⑧ 선수등록명부, 명찰, 비표 등

① 1개 경기장 12코트 배치

② 1차 바리케이트 안쪽은 선수와 관계자만 출입 가능

③ 대기 선수와 관람객은 2차선수 대기석과 관람석에서 대기

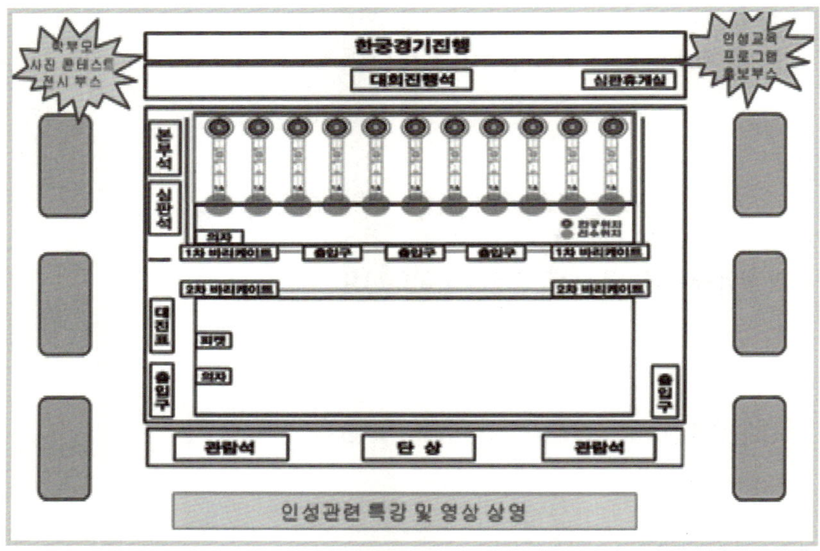

〈한궁 경기장 동선 및 인성교육/학부모 사진 콘테스트 홍보 부스〉

Ⅲ. 인성실천 한궁대회 후원 및 협찬

① 인성실천 한궁대회 홍보 기대효과

□ 공익성을 대변한 이미지 개선 효과

ㅇ 한궁은 체육 소외계층이 활용하는 계층 맞춤형 공익사업의 성향 존재

ㅇ 한궁은 학교 인성 교육의 실천 프로그램으로서의 가치 존재

□ 맞춤형 홍보 효과

ㅇ 한궁은 학생,어르신, 장애인,다문화 등 계층별 맞춤형 홍보효과 기대

ㅇ 한궁은 누구나 쉽게 할 수 있는 스포츠로서 다수의 참여 프로그램

ㅇ 한궁의 설비에 직접적인 홍보문구(디자인) 삽입이 가능

□ 지속적인 홍보 효과

ㅇ 한궁은 타켓형 스포츠로서 광고의 직접적인 노출 효과 존재

ㅇ 한궁은 자기 수련 프로그램으로서 일상적인 활용(꾸준한 노출)

ㅇ 한궁은 프로그램으로 활용이 가능하여 대회 이후에도 지속적 활용

□ 기타 홍보 효과

ㅇ 한궁 수련일지를 통하여 지속적으로 홍보가 가능하다.

ㅇ 한궁 타켓 디자인을 변경하여 직접적인 홍보가 가능하다.

○ 다양한 한궁대회를 통하여 지속적인 연계 홍보가 가능하다.

② 협찬 및 후원 가이드 라인

구 분	후원사 Benefit	
	Main 후원사	Sub 후원사
참가 기념품	● 참가 기념품에 협찬사 노출	● 참가 기념품에 노출
대회장 시설물	● 한궁 보드에 후원사 로고 디자인 ● 대회장 현수막 부착 ● 한궁 설비에 후원 포스터 부착	● 대회장 현수막 부착 ● 기타 노출 광고 ● 사내에 포스터 부착
대회 인쇄물	● 프로그램 책자에 노출 ● 인성실천 대회 앨범에 노출 ● 대회 요강에 노출	● 대회 요강에 브랜드 노출 ● 인성실천 대회앨범에 노출
기 타	● website에 배너 게재 ● 홍보 부스 제공 ● 기타 각종 한궁 인쇄물에 노출 ● 수련일지, 프로그램, 한궁 2배 즐기기	● website에 배너 게재 ● 홍보부스 제공

③ 기타 홍보효과

○ 인성실천 한궁대회의 사회적인 관심도 향상

○ 인성실천 대회와 연계하여 지속적인 대상층 홍보가 가능하다.

○ 대회 이후 학교 프로그램으로 정례화 기회가 있다.

○ 한궁의 TAFISA 정식 종목으로서 세계적인 홍보효과 기대감 존재

○ 교총, 인실련 등 관련단체와 함께하는 공익 홍보효과가 있다.

○ 노인회와 함께할 수 있는 홍보 기회가 많다.

○ 전국 권역별 5개 대회를 연속으로 개최하여 전국적 홍보기회 부여

〈인성실천 한궁대회 참가 신청서〉

소속 경로당명		참가부분	
팀 구분		인 솔 자	

구 분	성 명	학 년	비 고
분회장			인솔자
남자1			
남자2			
남자3			
남자4			
남자5			
여자1			
여자2			
여자3			
여자4			
여자5			

위와 같이 신청합니다.

2015년   월   일

신청자 :   ㊞

〈인성실천 한궁대회 참가 신청서〉

소속 학교명		참가부분	
팀 구분		인 솔 자	

구 분	성 명	학 년	비 고
선생님			인솔자
학생1			
학생2			
학생3			
학생4			
학생5			
학부모1			
학부모2			
학부모3			
학부모4			
학부모5			

위와 같이 신청합니다.

2015년   월   일

신청자 :   ㉑

3. 각종 양식

개인전 점수 기록표

심판원:　　　　　　　　　　　　　　　　　　　　(　　승, 　　패 　　)

대진번호 :		소속 :	(	)부			성명 :			(인)

이름	구분	1	2	3	4	5	주의 경고	계	차이	합계
	우						주: 경:			
	좌						주: 경:			

순위　　1. 고득점자　　　　　　2. 동점인 경우 좌우편차 적은 쪽
　　　　3. 점수와 차이가 같을 경우 1세트 경기진행
　　　　4. 밖에 맞고 들어온 점수는 기록 후 X 표시
　　　　5. 밖에 나간 핀 X 표시　　6. 주의, 경고는 / 표시

개인전 점수 기록표

심판원:　　　　　　　　　　　　　　　　　　　　(　　승, 　　패 　　)

대진번호 :		소속 :	(	)부			성명 :			(인)

이름	구분	1	2	3	4	5	주의 경고	계	차이	합계
	우						주: 경:			
	좌						주: 경:			

순위　　1. 고득점자　　　　　　2. 동점인 경우 좌우편차 적은 쪽
　　　　3. 점수와 차이가 같을 경우 1세트 경기진행
　　　　4. 밖에 맞고 들어온 점수는 기록 후 X 표시
　　　　5. 밖에 나간 핀 X 표시　　6. 주의, 경고는 / 표시

단체전 점수 기록표

심판원: (승,   패   )

대진번호 :	소속 : (	)부			성명 :			(인)			
번호	이름	구분	1	2	3	4	5	계	차이	개인 합계	단체 합계
1		우									
		좌									
2		우									
		좌									
3		우									
		좌									
4		우									
		좌									
5		우									
		좌									
6		우									
		좌									
7		우									
		좌									
8		우									
		좌									
9		우									
		좌									
10		우									
		좌									
1. 고득점자, 2. 동점인 경우 좌우차이 적은 쪽, 3. 점수와 차이가 같을 경우 1 세트 경기진행, 4. 밖에 맞고 들어온 점 수는 기록 후 X 표시, 5. 밖에 나간 편 X 표시, 6. 주의, 경고는 / 표시				총계							

혼성전 점수 기록표

심판원:　　　　　　　　　　　　　　　　　　　　(　　　승,　　　패　　)

이름	세트	구분	1	2	3	4	5	계	차이	개인 합계	단체 합계
대진번호 :	소속 :	(　　)부				성명 :				(인)	
	1	우									
		좌									
	2	우									
		좌									
	1	우									
		좌									
	2	우									
		좌									

순위 1. 고득점자, 2. 동점인 경우 좌우편차 적은 쪽
　　　3. 점수와 차이가 같을 경우 1세트 경기진행　　　총계
　　　* 밖에 맞고 들어온 점수는 기록 후 X자로 표시함

혼성전 점수 기록표

심판원:　　　　　　　　　　　　　　　　　　　　(　　　승,　　　패　　)

이름	세트	구분	1	2	3	4	5	계	차이	개인 합계	단체 합계
대진번호 :	소속 :	(　　)부				성명 :				(인)	
	1	우									
		좌									
	2	우									
		좌									
	1	우									
		좌									
	2	우									
		좌									

순위 1. 고득점자, 2. 동점인 경우 좌우편차 적은 쪽
　　　3. 점수와 차이가 같을 경우 1세트 경기진행　　　총계
　　　* 밖에 맞고 들어온 점수는 기록 후 X자로 표시함

시합별 출전선수 명단

번호	이름	생년월일	소속	경기종류
1				개인 / 단체 / 혼성
2				개인 / 단체 / 혼성
3				개인 / 단체 / 혼성
4				개인 / 단체 / 혼성
5				개인 / 단체 / 혼성
6				개인 / 단체 / 혼성
7				개인 / 단체 / 혼성
8				개인 / 단체 / 혼성
9				개인 / 단체 / 혼성
10				개인 / 단체 / 혼성
11				개인 / 단체 / 혼성
12				개인 / 단체 / 혼성
13				개인 / 단체 / 혼성
14				개인 / 단체 / 혼성
15				개인 / 단체 / 혼성
16				개인 / 단체 / 혼성
17				개인 / 단체 / 혼성
18				개인 / 단체 / 혼성
19				개인 / 단체 / 혼성
20				개인 / 단체 / 혼성

4. 심판 자격 관리운영 규정

(사)세계한궁협회 한궁 심판 민간자격 관리운영규정

<참고>

1. 자격기본법 시행규칙 제2조 제2항에 규정된 내용만을 포함하여 작성한 예시로 관리·운영에 관한 규정에 대한 이해를 돕기 위한 것임
2. 통상 아래의 규정 이외에 시험위원, 시험문제 출제 및 관리, 수험원서 접수, 검정의 집행, 채점, 자격증 관리 등을 추가로 포함된 관리·운영규정을 작성하여 운영하고 있음

자격기본법 제2조 (민간자격의 등록) ② 제1항제1호의 민간자격의 관리·운영에 관한 규정에는 다음 각 호의 사항이 포함되어야 한다.

1) 자격의 명칭, 종목 및 등급

제1조 (목적) 이 규정은 (사)세계한궁협회에서 시행하는 한궁 심판 자격증 1,2,3급의 자격검정의 관리. 운영에 필요한 사항을 규정함을 목적으로 한다.

2) 자격의 검정을 담당할 인력의 보유 현황

제1조 (검정인력검정조직의 업무분장) (사)세계한궁협회는 검정관리팀장을 두어 검정관리 전반을 담당하도록 하며, 팀장 이하 검정기획담당, 인쇄담당, 채점담당, 검정관리담당을 두어 자격검정을 운영한다.

3) 자격의 관리·운영조직에 관한 사항

제1조 (검정인력) (사)세계한궁협회는 검정관리팀장을 두어 검정관리 전
　　　반을 담당하도록 하며, 팀장 이하 검정기획담당, 인쇄담당, 채점담
　　　당, 검정관리담당을 두어 자격검정을 운영한다.

제2조 (검정조직의 업무분장) 검정관리팀은 다음과 같이 업무를 분담하
　　　여 수행한다.
　　　① 검정기획담당자는 다음 각 호의 업무를 수행한다.
　　　　　1. 검정 시행계획의 수립 및 공고 등에 관한 사항
　　　　　2. 원서접수·시험장소 및 시험감독 등에 관한 사항
　　　　　3. 국가기술자격취득자 관리 및 자격증 교부·관리에 관한 사항
　　　　　4. 검정업무 지도·감독에 관한 사항
　　　　　5. 검정업무 제도개선에 관한 사항
　　　　　6. 국가기술자격검정사업의 회계처리에 관한 사항
　　　　　7. 그 밖에 국가기술자격 검정의 관리·운영에 관한 사항
　　　② 출제·채점 담당자는 다음 각 호의 업무를 수행한다.
　　　　　1. 검정 출제기준의 작성 및 변경에 관한 사항
　　　　　2. 검정의 필기·실기 시험문제의 출제, 관리 및 인쇄에 관한 사항
　　　　　3. 채점 및 합격발표에 관한 사항
　　　③ 검정관리 담당자는 다음 각 호의 업무를 수행한다.
　　　　　1. 원서접수·시험장소 및 시험감독 등에 관한 사항
　　　　　2. 자격취득자 관리 및 자격증 교부·관리에 관한 사항
　　　　　3. 검정의 집행(수험원서 접수, 감독위원 등의 배치, 시험장 설
　　　　　　치, 검정 시행 등)에 관한 사항

4. 자격취득자 사후관리에 관한 사항

4) 자격의 검정기준·검정과목·검정방법·응시자격 및 유효기간에 관한 사항

제1조 (검정기준) ① (사)세계한궁협회는 한궁 활용능력을 한궁 심판으로
서 심판업무를 원활하게 수행할 수 있는 직무능력을 갖추고 있는지
유무를 기준으로 하여 등급별 검정기준을 정한다.

② 한궁 심판자격증의 등급별 검정기준은 다음과 같다.

자격종목	등급	검 정 기 준
심판 자격증	1 급	한궁의 기본을 이해하고 공식 한궁대회 기획, 운영할 수 있는 자. 공식경기 10회 이상 심판으로 참여한 자 10세트 평균 65점 이상, 양손편차 20% 이하의 실기점수
	2 급	한궁의 기본을 이해하고 협회에서 규정한 자세와 규칙을 숙지하 고 한궁대회를 운영할 수 있고 3급 심판을 관리할 수 있는 자. 공식경기 2회 이상 심판으로 참여한 자 10세트 평균 60점 이상, 양손편차 30% 이하의 실기점수
	3 급	한궁의 기본을 이해하고 협회에서 규정한 자세와 경기규칙을 숙 지하고 한궁대회에 적용할 수 있는 자. 10세트 평균 55점 이상, 양손편차 40% 이하의 실기점수

제2조 (검정방법 및 검정과목) 한궁 심판 자격증의 검정과목과 과목별 주
요내용은 다음과 같다.

등급	검정방법		검정 과목(분야 또는 영역)
1, 2, 3 급	필기	객관식	20문항 (한궁 경기 이론, 경기 규칙 이론)
	실기	작업형	한궁 경기 실력. 심판 능력 (점수제)

제3조 (응시자격) 한궁 심판 자격검정에 응시를 희망하는 자는 제한 없이
응시할 수 있다. 단 만 19세 이상 학력에 제한은 없다.

제4조 (유효기간) 한궁 심판자격은 취득시부터 2년간 유효기간을 두며 자

격취득자는 유효기간 만료시 재등록을 하여야 하고, 자격취득자가
재등록을 요청할 시 보수교육을 통한 재교육 후 자격증을 갱신해
주어야 한다.

5. 지도자 자격 관리운영 규정

(사)세계한궁협회 한궁 지도자 민간자격

<참고>

1. 자격기본법 시행규칙 제2조 제2항에 규정된 내용만을 포함하여 작성한 예시
   로 관리·운영에 관한 규정에 대한 이해를 돕기 위한 것임
2. 통상 아래의 규정 이외에 시험위원, 시험문제 출제 및 관리, 수험원서 접수,
   검정의 집행, 채점, 자격증 관리 등을 추가로 포함된 관리·운영규정을 작성
   하여 운영하고 있음

**자격기본법 제2조 (민간자격의 등록) ② 제1항제1호의 민간자격의 관리·
운영에 관한 규정에는 다음 각 호의 사항이 포함되어야 한다.**

1) 자격의 명칭, 종목 및 등급

제1조 (목적) 이 규정은 (사)세계한궁협회에서 시행하는 한궁 지도자 자격
증 1,2,3급의 자격검정의 관리.운영에 필요한 사항을 규정함을 목
적으로 한다.

2) 자격의 검정을 담당할 인력의 보유 현황

제1조 (검정인력검정조직의 업무분장) (사)세계한궁협회는 검정관리팀장

을 두어 검정관리 전반을 담당하도록 하며, 팀장 이하 검정기획담당, 인쇄담당, 채점담당, 검정관리담당을 두어 자격검정을 운영한다.

3) 자격의 관리·운영조직에 관한 사항

제1조 (검정인력) (사)세계한궁협회는 검정관리팀장을 두어 검정관리 전반을 담당하도록 하며, 팀장 이하 검정기획담당, 인쇄담당, 채점담당, 검정관리담당을 두어 자격검정을 운영한다.

제2조 (검정조직의 업무분장) 검정관리팀은 다음과 같이 업무를 분담하여 수행한다.

① 검정기획담당자는 다음 각 호의 업무를 수행한다.

1. 검정 시행계획의 수립 및 공고 등에 관한 사항

2. 원서접수·시험장소 및 시험감독 등에 관한 사항

3. 국가기술자격취득자 관리 및 자격증 교부·관리에 관한 사항

4. 검정업무 지도·감독에 관한 사항

5. 검정업무 제도개선에 관한 사항

6. 국가기술자격검정사업의 회계처리에 관한 사항

7. 그 밖에 국가기술자격 검정의 관리·운영에 관한 사항

② 출제·채점 담당자는 다음 각 호의 업무를 수행한다.

1. 검정 출제기준의 작성 및 변경에 관한 사항

2. 검정의 필기·실기 시험문제의 출제, 관리 및 인쇄에 관한 사항

3. 채점 및 합격발표에 관한 사항

③ 검정관리 담당자는 다음 각 호의 업무를 수행한다.

1. 원서접수·시험장소 및 시험감독 등에 관한 사항

2. 자격취득자 관리 및 자격증 교부·관리에 관한 사항

3. 검정의 집행(수험원서 접수, 감독위원 등의 배치, 시험장 설치, 검정 시행 등)에 관한 사항

4. 자격취득자 사후관리에 관한 사항

4) 자격의 검정기준·검정과목·검정방법·응시자격 및 유효기간에 관한 사항

제1조 (검정기준) ①(사)세계한궁협회는 한궁 활용능력이 한궁지도자로서 지도업무를 원활하게 수행할 수 있는 직무능력을 갖추고 있는지 유무를 기준으로 하여 등급별 검정기준을 정한다.

② 한궁 지도자 자격증의 등급별 검정기준은 다음과 같다.

제2조 (검정방법 및 검정과목) 한궁 지도자 자격증의 검정과목과 과목별 주요내용은 다음과 같다.

자격종목	등급	검 정 기 준
지도자 자격증	1 급	한궁의 기본을 이해하고 한궁의 발전 방향을 제시할 수 있는 기준. 공식경기 10회 이상 심판으로 참여하였거나, 연수생을 20명 이상 지도한 자. 10세트 평균 65점 이상, 양손편차 20% 이하의 실기점수
	2 급	한궁의 기본을 이해하고 협회에서 규정한 자세와 규칙을 숙지하고 연습 결과를 KHCard로 활용하여 분석할 수 있는 기준. 공식경기 2회 이상 심판으로 참여하였거나, 연수생을 지도한 자. 10세트 평균 60점 이상, 양손편차 30% 이하의 실기점수
	3 급	한궁의 기본을 이해하고 협회에서 규정한 자세와 규칙을 숙지하고 연습 결과를 KHCard로 활용할 수 있는 기준. 10세트 평균 55점 이상, 양손편차 40% 이하의 실기점수

제3조 (응시자격) 한궁 지도자 자격검정에 응시를 희망하는 자는 제한 없이 응시 할 수 있다. 단 만 19세 이상으로 학력에 제한은 없다.

등급	검정방법		검정 과목(분야 또는 영역)
1, 2, 3 급	필기	객관식	20문항 (한궁 경기 이론, KH 카드 사용)
	실기	작업형	한궁 경기 실력. 지도 능력 (점수제)

제4조 (유효기간) 한궁 지도자 자격은 취득시부터 2년간 유효기간을 두며 자격취득자는 유효기간 만료시 재등록을 하여야 하고, 자격취득자가 재등록을 요청할 시 보수교육을 통한 재교육 후 자격증을 갱신해 주어야 한다.

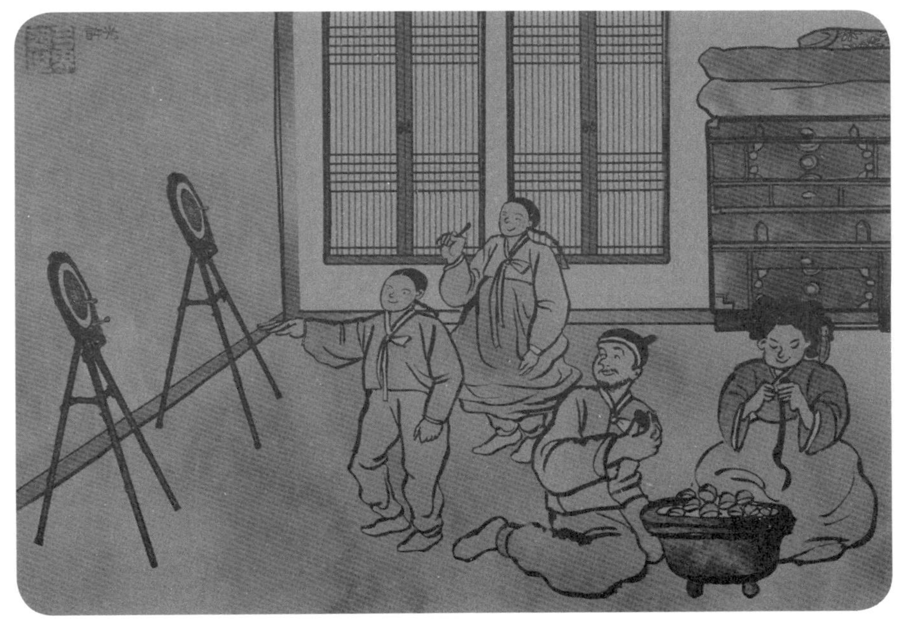

세계한궁협회
World Hangung Association

(사)세계한궁협회
World Hangung Association

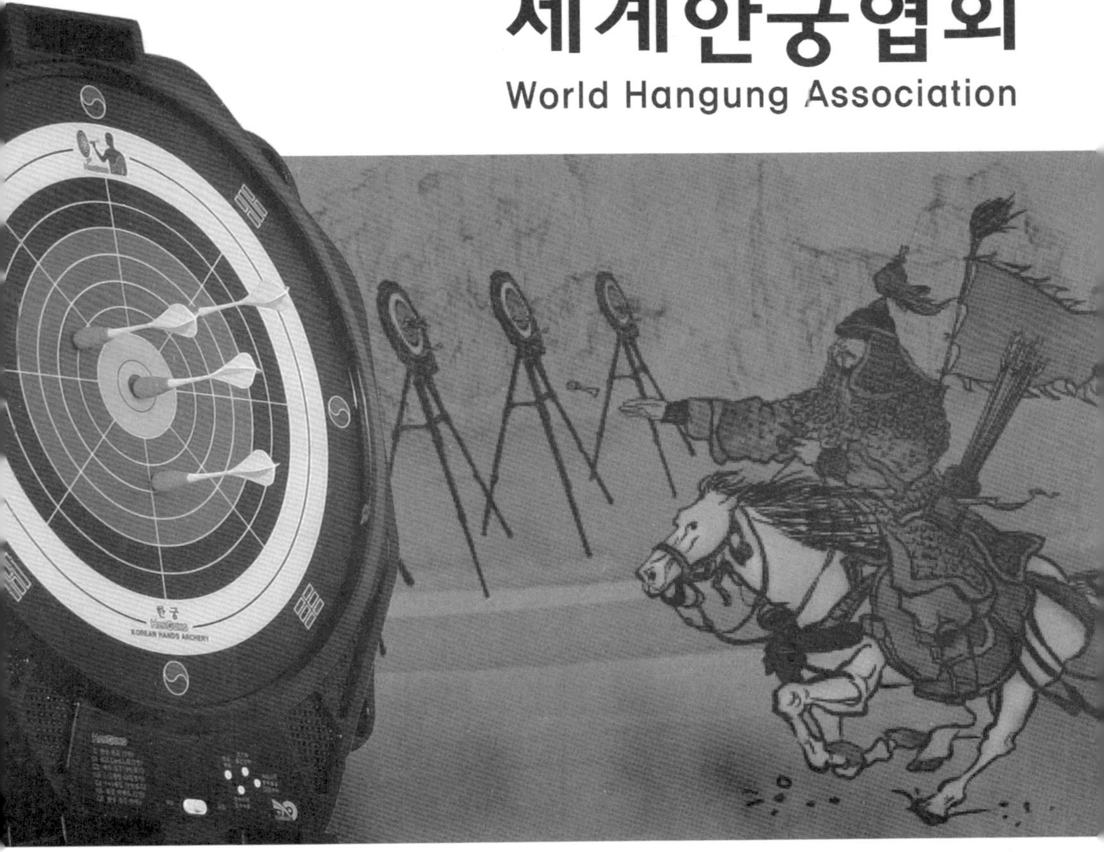

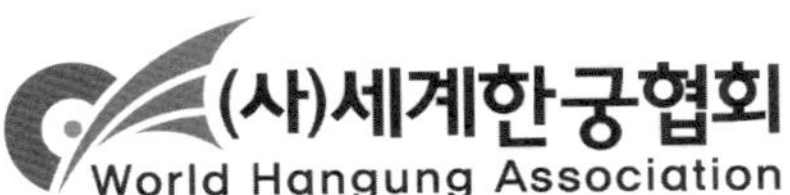

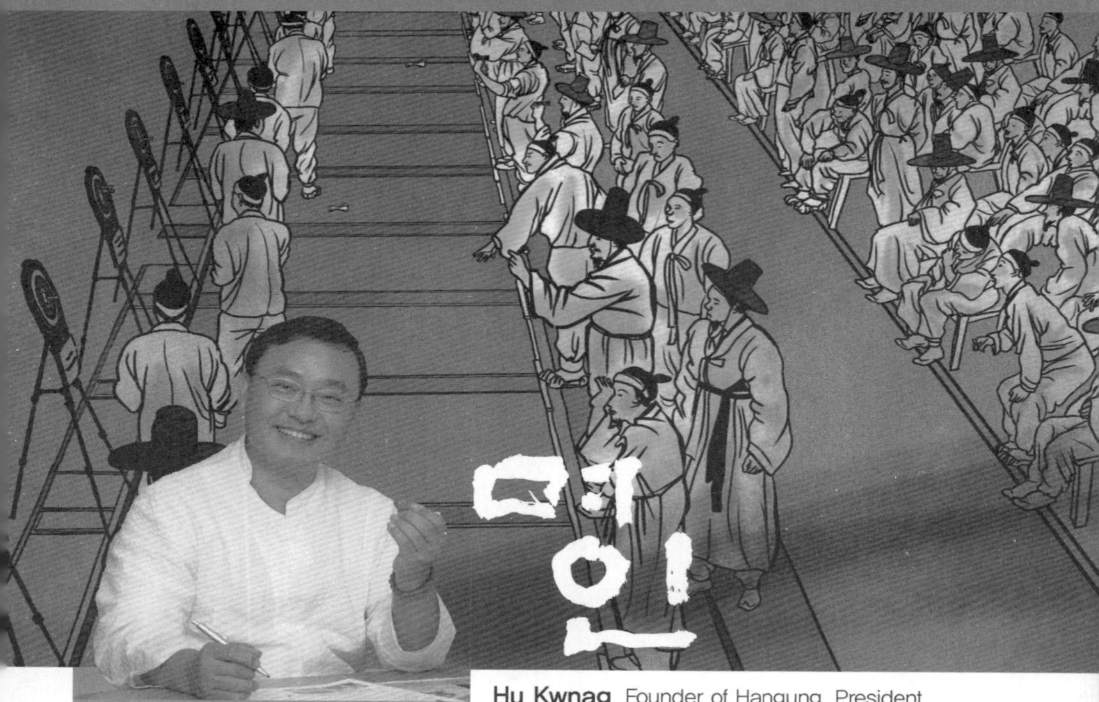

Hu Kwnag, Founder of Hangung, President

▶ 한궁창시자
▶ 대한한궁협회 회장
▶ (사)세계한궁협회 회장
▶ 대한장애인한궁연맹 회장
▶ 한국예술문화명인(한국예총)

▶ (사)한국예술문화명인협회 이사
▶ 한국스포츠문화재단 운영이사
▶ 한궁체육복지신문 발행인
▶ 시낭송가

인사말

한궁은 대한민국 창시형 전통생활체육 종목이고, 양손 스트레칭 운동을 기록경기로 만든 세계 최초의 생활 체육 종목으로서 우리 모두가 소중히 간직하여야 할 세계적인 스포츠 문화입니다. 한궁은 남녀노소 장애인등 모든 계층 간, 종족 간, 종교 간, 지역 간 서로 이해하고 화합 할 수 있는 행복의 스포츠, 평화의 스포츠입니다. 한궁이 세계로 뻗어 나가기 위해서는 종주국인 한국에서 한궁의 뿌리가 더욱 튼튼해져 국민 스포츠가 되어야 합니다. 그리고 세계생활체육연맹 (TAFISA)의 종목단체로 등록하여 세계 생활체육대회에 참가 및 홍보를 통해 전 세계인이 즐기는 생활스포츠로 성장하고, 장애인 올림픽 종목이 되도록 노력할 것입니다. 많은 관심과 응원을 부탁드립니다.

Greeting

Hangung is an traditional archery sports developed in Korea. It is an everyday athletic sports with the new world record in stretching exercise for both hands. It is a world sports culture that we must cherish. Hangung is a sports of happiness and peace that enables everyone--men and women, old and young, people with disability--across all classes, religions and and communities to come together in harmony. For Hangung to become global, Hangung must establish its roots firmer in Korea, the progenitor country of Hangung. Moreover, Hangung was registered as a group sports under TAFISA (The Association for International Sports for All). We aim to develop Hangung as a sport that everyone in the world can enjoy and also become part of Paralympic Game by participating in various international athletic competitions and promotion. I ask for your enthusiastic support and encouragement.

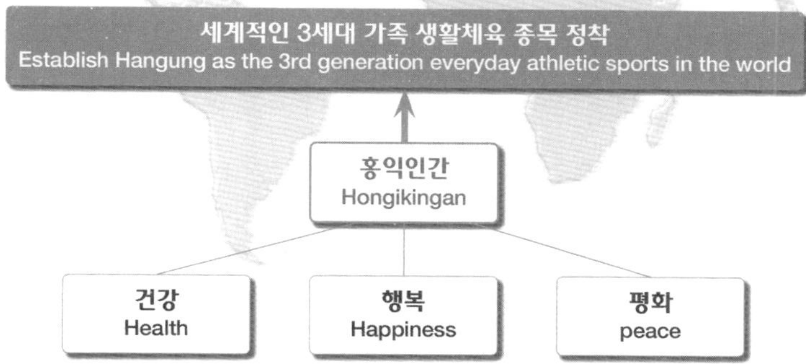

궁은 홍익인간의 정신을 받들어 남녀노소 장애인이 계층간, 국가간, 종족간, 종교간의 차별이 없고, 한궁의 정신은 건강, 행복, 화로서 세계인들이 언제 어디서 누구나 다 함께 할 수 있는 3세대의 가족 생활체육종목 정착을 목적으로 한다.

ngung is founded on the philosophy of Hongikinkan. It aims to remove all discriminations based on class, nationality, race and religion d establish the 3rd generation family athletic sports based on health, happiness and peace that everyone in the world can enjoy.

계한궁협회 소개 | Association Introduction

단법인 세계한궁협회(회장 허광)는 한국에서 만들어진 창시형 전통생활체육 한궁을 전 세계로 보급하기 위해 설립 되었다. 한 은 창시자 허광에 의해 전통놀이인 투호와 전통종목인 궁도의 장점이 접목된, 생활체육 종목이다. 안전한 한궁핀과 점수합산 술을 융합하고 생활체육에 맞는 경기규정을 만들어 남녀노소 관계없이 즐길 수 있는 스포츠이다.

계한궁협회는 스포츠 소외계층인 노인 · 장애인 · 여성 등을 위한 생활체육과 학교체육, 한궁 이벤트를 통하여 전 세계에 한궁 보급 하는것을 목표로 하고 있다.

rld Hangung Association (President Hur Kwang) was established to spread Hangung, everyday athletic sports based on traditional Korean hery, all across the world. Hangung was developed by Hur Kwang and is an athletic sports that combine tuho, traditional Korean play,

d gungdo, traditional Korean
hery. Hangung use Hangung
, a safety pin, and scoring
hniques to create game rules
propriate for everyday athletic
rts. Everyone--old and young,
n and women--can enjoy it.
rld Hangung Association aims
spread Hangung all across the
rld through school education and
ngung events for underprivileged
ople in sports world such as
erly, people with disability and
men.

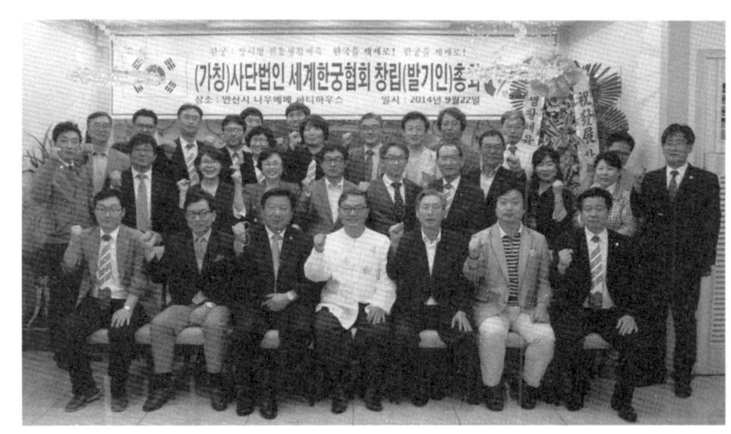

한궁 저작권 및 상표 | Copyright & Trademark

한궁교본 Hangung Textbook

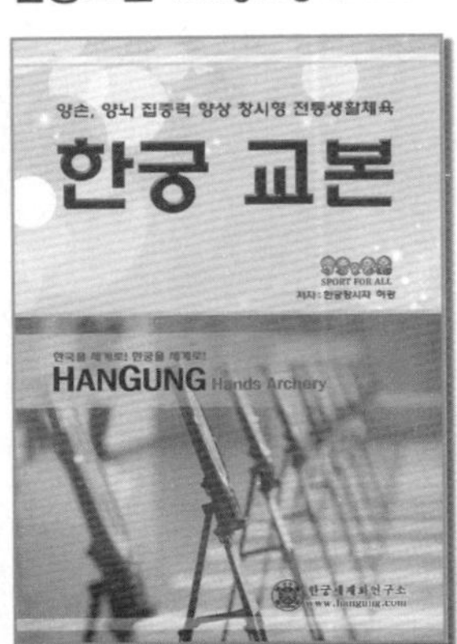

저작권(Copyright) : C-2013-001614

한궁캐릭터 Hangung Character / 저작권 Copyright

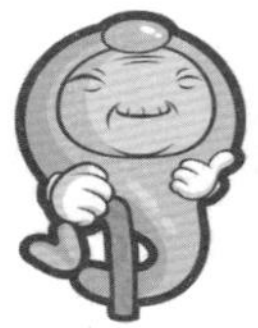

한올 Hanol
(한궁 노인)
C-2013-001613

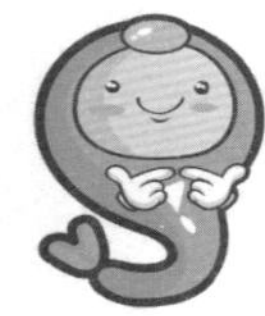

한맘 Hanmam
(한궁 엄마)
C-2013-001609

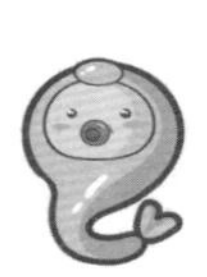

한비 Hanby
(한궁 아이)
C-2013-001610

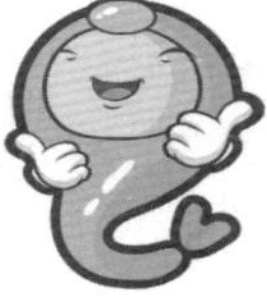

한빠 Hanpa
(한궁 아빠)
C-2013-001611

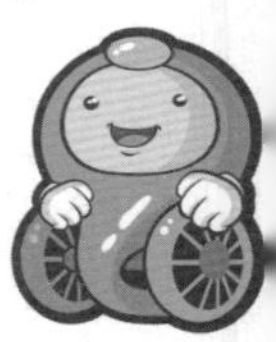

한짱 Hanzang
(한궁 장애인)
C-2013-00161

상표 Trademark

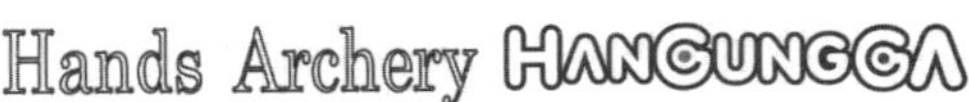

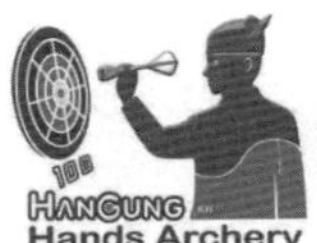

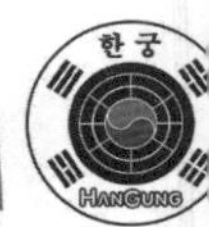

세계한궁협회 조직도 | Organization Chart

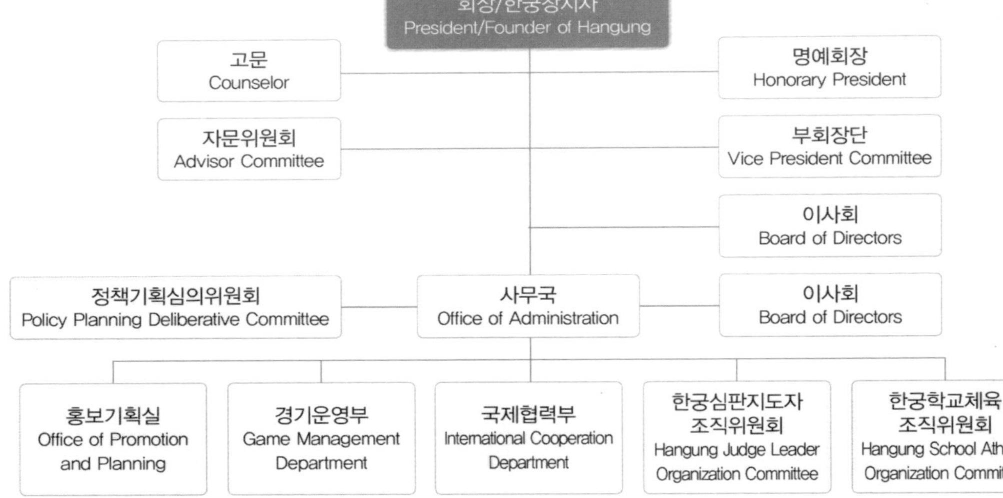

세계한궁협회 협력단체 | Cooperating group

인성교육범국민실천연합, 한국교원단체총연합회, 대한노인회, 한국지체장애인협회, 한국척수장애인협회,
세종특별자치시장애인 체육회, 국민체육진흥공단, 한국스포츠문화재단, 한국체육대학교, 한국U-City 학회,
한국이벤트프로모션협회, 국민생활체육회(인천·세종·울산), 한국예술문화명인협회, 부산대학교
한국 체육인회, 한국 여가 레크레이션협회, 태평양 아시아 협회, 클린 컨텐츠 운동본부

세계한궁협회 기구표 | Department Chart

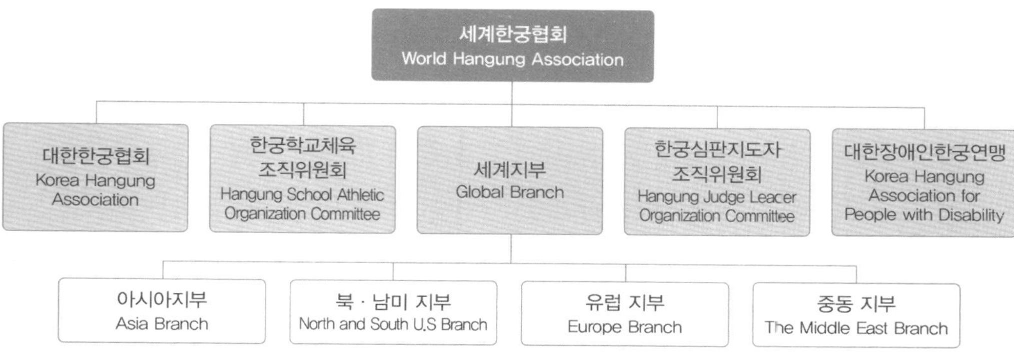

한궁 연혁 | History

2009.07	대한한궁협회 창립총회
2010.08	제5회 경남 실버 한궁대회
2010.10	금오종합사회복지관 어르신건강한궁대회
2010.11	제1회 대한노인회장기 전국노인한궁대회
2011.10	울산연합회 한궁대회
2011.11	제2회 대한노인회장기 전국노인한궁대회
2012.07	한궁체육복지신문 창간호 발행 한국체육대학교 생활 체육대학 MOU체결 일본 전국지체부자유아자부모회연합회 한궁대회 김천 다문화가족 한마음한궁대회
2012.10	제3회 대한노인회장기 전국노인한궁대회
2013.01	한궁교본 발간
2013.04	한국뉴스포츠협회 MOU체결 충남연합회 노인 한궁대회
2013.10	제4회 대한노인회장기 전국노인한궁대회 국민체육진흥공단 MOU체결 제1회 여수시한궁협회장배 한궁대회
2014.03	한국스포츠학회지 한궁논문 게재
2014.06	제1회 척수장애인 한궁대회
2014.07	세종특별자치시 장애인체육회 MOU 체결
2014.08	제1회 강원도 세대공감 한궁대회 제1회 경기도 연합회장배 한궁대회
2014.09	제1회 세종시 지체장애인협회장배 한궁대회
2014.09	(사)세계한궁협회 창립총회
2014.10	제5회 대한노인회장기 전국노인한궁대회
2014.11	제1회 국회의장배 전국세대공감 한궁대회 대한민국 창의 · 인성 박람회 사제공감 한궁대회 인실련–한국교총–세계한궁협회 MOU 체결
2014.12	오산시 국회의원배 한궁대회 한궁도 제작 U–City 학회 MOU체결

※2014년 12월 기준 전국 한궁 심판 2,000명/지도자 600명

2009.07	General Meeting for Korea Hangung Association
2010.08	The 5th Gyeongnam Silver Hangung Contest
2010.10	Geumo General Social Welfare Center Hangung Contest for Elderly
2010.11	The 1st Korea National Elderly Hangung Contest hosted by Korea Elderly President Association
2011.10	Ulsan Association Hangung Contest
2011.11	The 2nd Korea Elderly President Association National Elderly Hangung Contest
2012.07	Published the 1st edition of Hangung Athletic Welfare Newspaper Sign MOU with Korea National Sports University, College of Everyday Life Athletics Hangung Contest, Japan National Parent Association for Children with Disability Gimcheon Multi-cultural Family Hanmaeum Hangung Contest
2012.10	The 3rd Korea Elderly Pressident Association National Elderly Hangung Contest
2013.01	Published Hangung textbook
2013.04	Signed MOU with Korea New Sports Association Chungnam Association Elderly Hangung Contest
2013.10	The 4th Korea Elderly President Association National Elderly Hangung Contest Signed MOU with National Athletic Promotion Corporatoin The 1st Yeosu City Hangung Association President Cup Hangung Contest
2014.03	Published a paper on Hangung, Korea Sports Academy
2014.06	The 1st Hangung Contest for People with Spinal Disability
2014.07	Signed MOU with Athletic Competition, Sejong City
2014.08	The 1st Gangwon-do Generational Hangung Contest The 1st Gyeonggido President Association Cup Hangung Contest
2014.09	The 1st Sejong City Hangung Contest by Association for People with Disability
2014.09	General Meeting for World Hangung Association
2014.10	The 5th Korea Elderly President Association National Elderly Hangung Contest
2014.11	The 1st House of National Assembly Cup National Generational Hangung Contest Hangung Contest for Korea Creativity and Character Expo Signed MOU with Association for Character Education for Children (Ilsilyeon) Korea Federation of Teacher's Association-World Hangung Contest
2014.12	Osan City National Assembly Man Cup Hangung Contest Made Hangung-do Signed MOU Agreement with U-City Association

※2,000 Hangung Referees and 600 Hangung leaders, December 2014

한궁이란? | What is the HANGUNG?

한궁은 창시자 허광(세계한궁협회 회장)에 의해 전통놀이인 투호와 전통종목인 궁도의 장점이 접목된, 한국에서 탄생한 한국의 대표적인 생활체육 종목이다. 안전한 한궁핀과 점수합산기술을 융합하고, 생활체육에 맞는 경기규정을 만들어 남녀노소 관계없이 즐길 수 있다.

Hangung is South Korea's representative sport for all born in Korea, in which advantages of two traditional games, Tuho and archery, are combined by the originator, Kwang Hu(President of Korea Hangung Association). People of all ages and both sexes can enjoy the sport by joining safe Hangung pins and score-adding techniques and making game rules suitable for the sport for all.

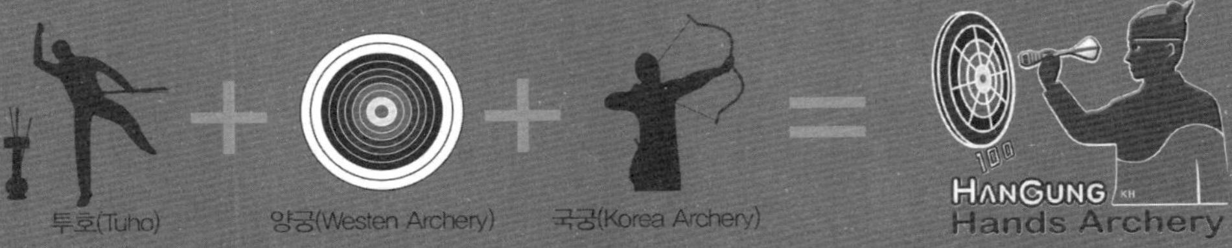

대한민국을 대표하는 전통생활체육종목 한궁 탄생!
KOREAN Tradition New Sports!

[특 징]

- 양손 집중력운동(Concentration)
- 노인 생활체육(Silver sport)
- 3세대 가족스포츠(3 generation family sport)
- 안전한 한궁핀(Safe Pin)
- 장애인생활체육(Disabled sport)
- 자동점수합산(Auto Scoring)
- 학교생활체육(School sport)

한궁경기방법 How to play

한궁핀을 한궁보드에 왼손, 오른손 각 5회 총 10회를 투구하여 높은 점수를 낸 선수가 이기는 기록경기이다. 투구동작은 팔을 구부렸다 펴는 스트레칭 방식이다.

The sport is a recording game that throws Hangung pins five times with the left hand and the right hand respectively and determines a player with higher marks as a winner. Pitching is made in a way of stretching that bends and then straightens the arm.

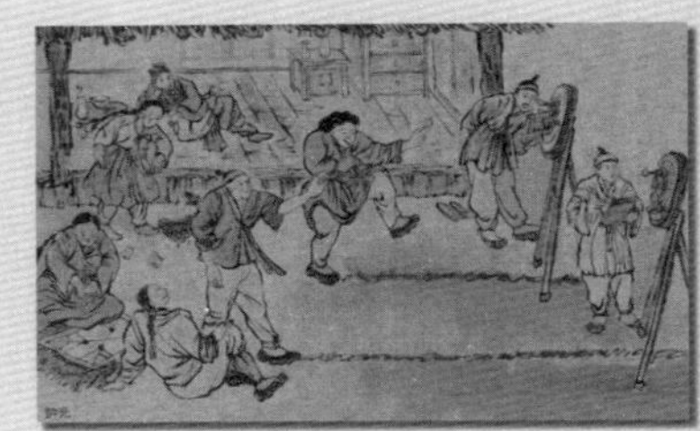

한궁의 효과 The effect of hangung

한궁은 양손 스트레칭 운동으로 좌·우뇌의 활동을 증진시켜, 운동 및 학습 집중력을 향상시킨다. 또한 신체의 유연성과 몸의 좌우균형을 유지하는데 효과적이며, 남녀노소, 장애인이 다 함께 어디서나 안전하게 즐길 수 있는 뉴스포츠이다.

Hangung is a sport of stretching both hands, and improves concentration in exercise and learning through the increase in the activities of the left and right brain. In addition, the sport is effective in maintaining the body's flexibility and balancing the right and left of the body, and people of both sexes and the handicapped can enjoy it anywhere and anytime.

노인 한궁효과 Effect of Hangung on senior citizens

치매, 오십견 예방 및 어깨 재활, 왼손 근력향상.
Prevention of dementia and frozen shoulder, shoulder rehabilitation, and improvement in muscle strength of the left hand.

한궁기본규정 | Basic rules

올바른 투구법 Correct Pitching

표적–한궁핀–눈이 일직선 상에 놓인 상태로 조준한다.
투구시 팔을 스트레칭 하듯이 눈 앞에서 뻗는다.
Sight a Hangung pin in a state that target and an eye can be in
a straight line. Stretch out your arm in front of eye and throw pins.

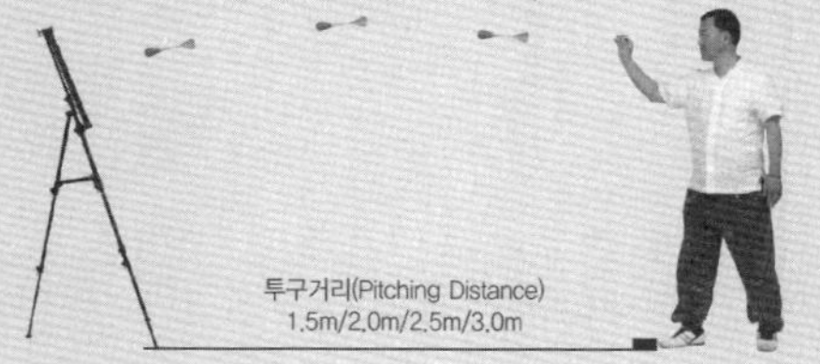

한궁 투구자세 Pitching Attitude

일반인 양손
기본자세(Basic)

휠체어 장애인 양손 기본자세
(Disabled person)

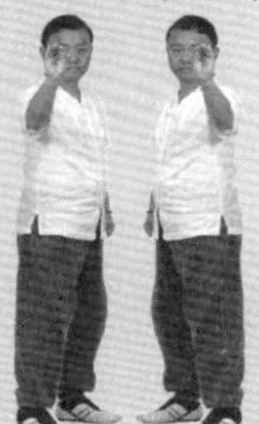
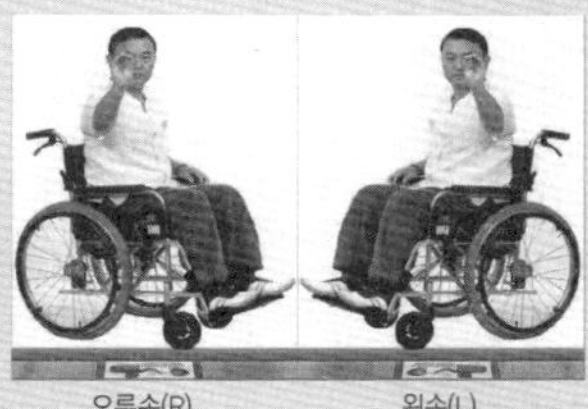

한궁 투구 수 Number of pitches of Hangung game

한궁핀을 한궁보드에 오른손,왼손 각 5회로 양손 합 10회를
던져 높은 점수로 승부를 내는 기록 경기이다.
Hangung is a recording game that decides a contest by throwing
Hangung pins at the Hangung board a total of 10 times, five times
respectively with the left hand and the right hand

점수기록 Grade record

오른손 점수와 왼손의 점수를 기록한 후 양손의 합산점수를
기록하며, 오른손과 왼손 점수편차를 점수기록표에 기록한다.
Record the right hand's and the left hand's scores and then
the tallied scores of both hands, and write down the difference
between the left and right hand on the score card.

경기장과 심판의 위치 Number of pitches of Hangung game

Stadium and the position of the referee

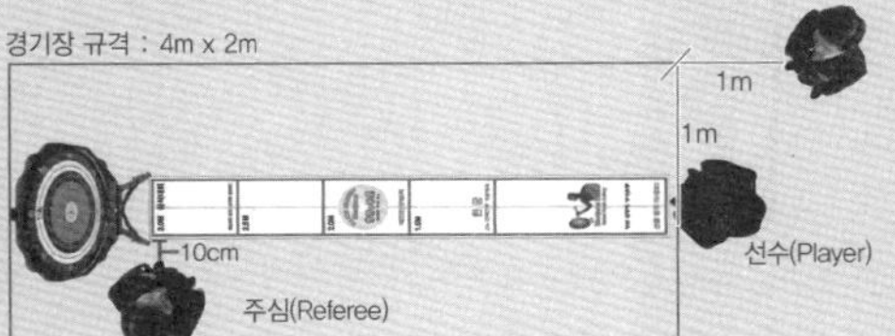

한궁경기 파울 Wrong Pitching : Foul

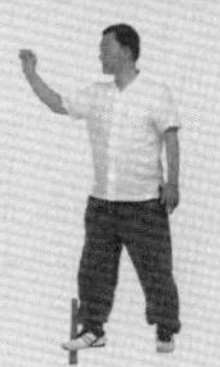
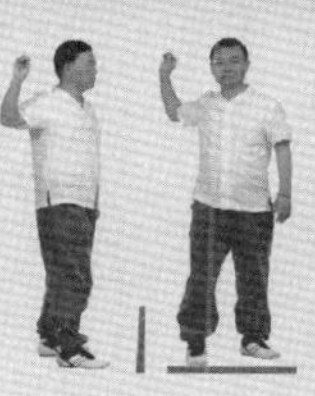
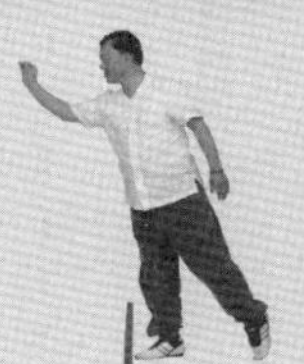

선을 밟는 경우
If you step on the
line.

어깨 뒤에서 투구
If you are pitching
a Hangung pin as if
throwing.

뒤꿈치를 드는 경우
If you lift the heel.

올바른 쥐기방법 Correct way to grip

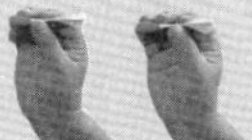
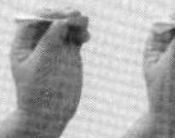
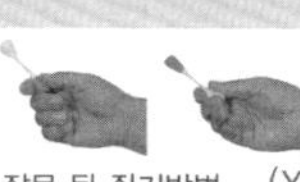

세 손가락 네 손가락 세 손가락 네 손가락
(3 fingers) (4 fingers) (3 fingers) (4 fingers)

잘못 된 쥐기방법　(X)
(Wrong way to grip)

한궁 투구 순서 Pitching Procedure

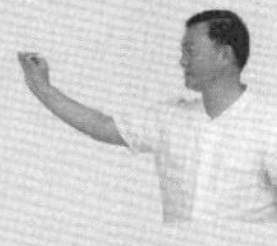

1. 조준 : 표적–한궁핀–눈을 일직선
   상에 놓는다.
   Aiming : Set your target, Hangung pin,
   and eye in a straight line.

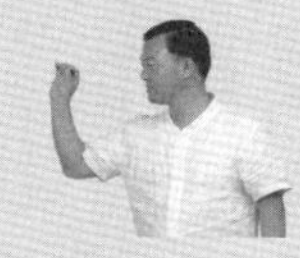

2. 준비 : 조준된 상태에서 한궁핀을 눈
   앞으로 천천히 잡아 당긴다.
   Preparation : Pull the Hangung pin toward
   the eye slowly while taking aim at the target.

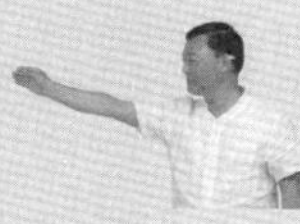

3. 시작 : 준비 상태에서 팔을 앞으로 쭉
   피면서 투구한다.
   Start : Stretch our your arm torward in
   the prepared state and pitch the pin.

심판복장 The referee's dress

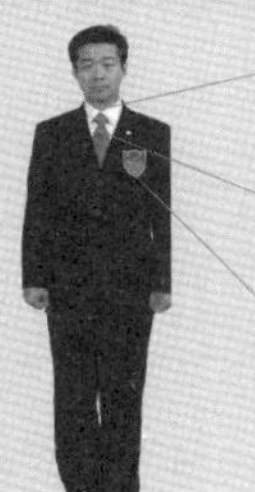

※하계엔 마이를 입지 않아도 된다.

교재발간 및 논문 연구
publish textbooks and conduct academic researches

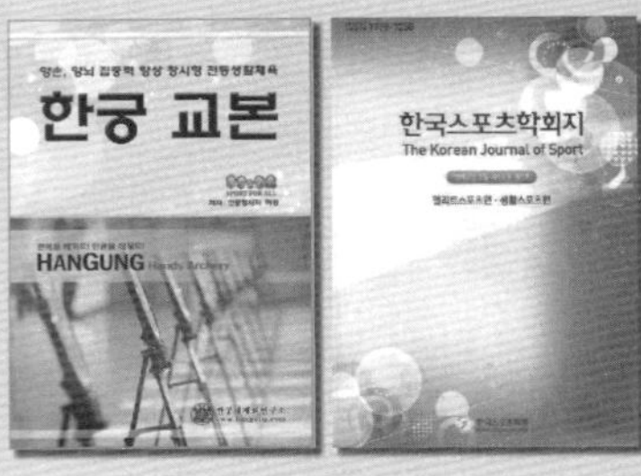

한궁교본 및 관련 서적을 제작 출판하여 보급. 논문을 통한
한궁에 대한 학술적 기반 마련.
Develop and publish Hangung textbook and related books. Produce
thesis on Hangung to establish academic foundation for Hangung.

한궁 심판 지도자 양성 및 활용
Develop and use Hangung referees and leaders

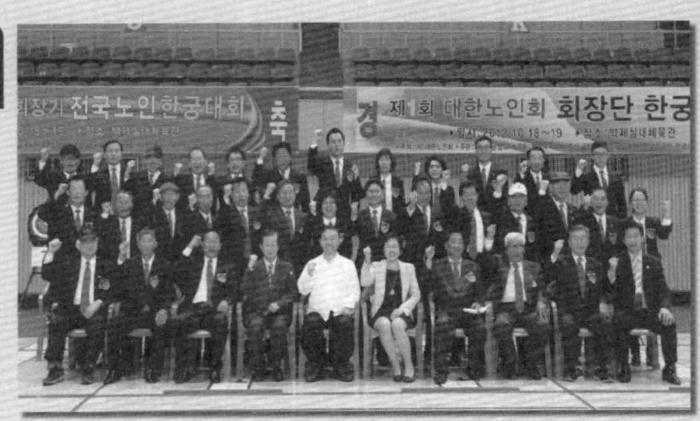

한궁대회 운영과 한궁 교육을 위해 심판 및 지도자 교육을
실시한다. 2년에 한번 씩 보수교육을 통한 지속적인 관리
체계 구축.
Develop and train Hangung referees to host Hangung contests
and run Hangung training to public. Provide enhancement
training every 2 years for sustained management.

한궁 캐릭터 경기용품 개발
Develop Hangung characters for competition

한궁보드, 한궁핀, 거리판 등 한궁경기에 사용되는 각종
한궁 관련 용품의 개발 및 관리를 통해 원활한 경기 진행을 보조한다.
Develop and manage Hangung board, Hangung pin, street board and
other Hangung-related products used in Hangung contest to
facilitate smooth Hangung games.

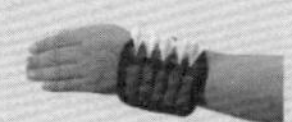

손목케이스
(Hangung Wrist case)

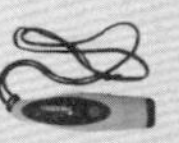

한궁핀(18개)
(Hangung Pin(18ea))

전자호각
(Electronic whistle)

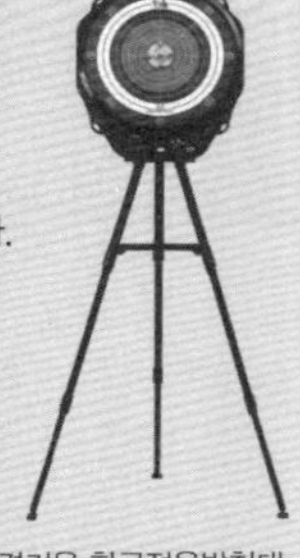

경기용 한궁전용받침대
(Hangung used
for competition Hangung Stand)

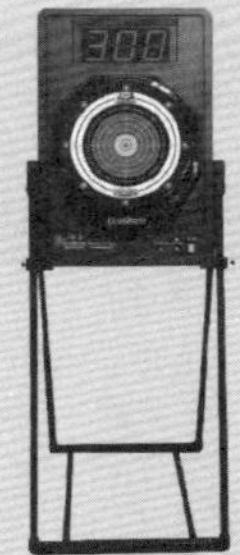

이벤트용 한궁전용받침대
(Hangung used
for event Hangung Stand)

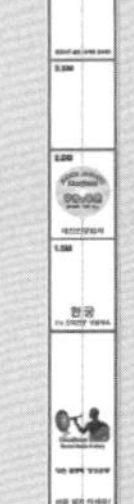

한궁거리판
(Meter Sheet)

한궁대회 개최 및 운영사업
Host Hangung contest and run Hangung operations

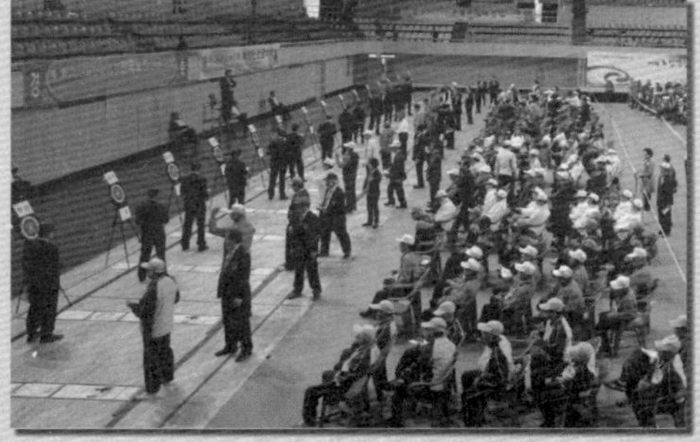

노인, 장애인, 청소년 등 다양한 분야의 한궁대회를 개최하여
한궁을 전통생활체육으로 정착시키고, 한궁 심판과 지도자를
활용하여 노인 일자리 창출.
Host Hangung competitions for elderly, people with disability and
youth so that Hangung can be established as traditional everyday
athletic sports in Korea. Develop Hangung referees and leaders to
create jobs for elderly.

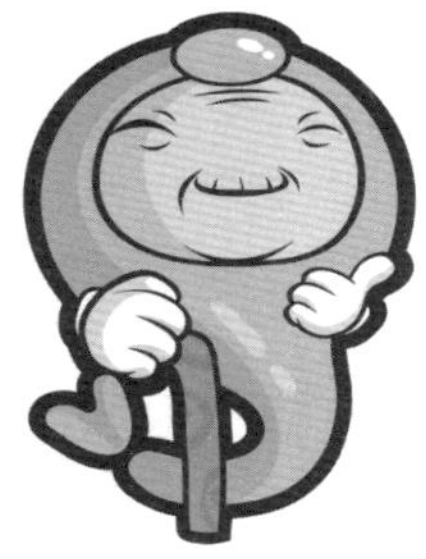

노인한궁대회 연혁(2014년 현재) | Hangung comptition activities for the elderly(as of 2014)

매년 보건복지부 건강노인축전 한궁공식대회(3회), 매년 대한노인회장기 전국 노인한궁대회 (5회), 매년 대한노인회 회장단 한궁대회(3회), 대한노인회 지회장기, 시·군·구청장장기 한궁대회 (연 150회), 노인복지관 한궁강습 및 노인한궁대회 (연 30회)

Hangung official competitions in Annual Senior Health Festivals Sponsored by the Ministry of Health and Wealth(3rd), Annual Hangung competitions by the group of presidents of Korea Senior Citizens Association(3rd), Hangung competitions by the president of the federation of senior citizens' associations, And their branch presidents, and for the flags of the heads of si(city), gun(country), and gu(borough) (150 times per year), Hangung training courses and senior citizen's Hangung competitions at elderly welfare centers (30 times per year)

한궁의 급속한 보급 | Rapid spread of Hangung

경로당 어르신들에게 적합한 안전하고, 저강도 고효율 운동인 한궁은 치매예방 및 어깨 결림, 오십견 재활에 효과적이다. 또한 한궁은 고령의 할머니도 참여가능하여 참여자들 간의 소통의 장을 형성한다. 또한 한궁을 통해 고령화사회에서 노인의 건강증진 및 의료비 절감 효과 기대할 수 있다. (사)대한노인회는 한궁을 노인들에게 최고의 실내생활체육으로 인정하여 한궁의 보급에 앞장서고 있다.

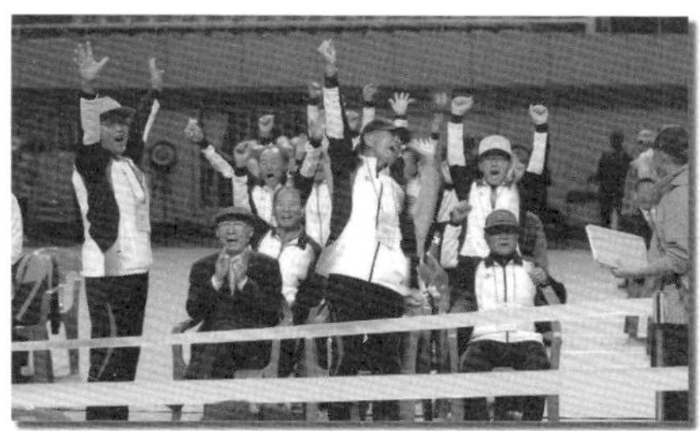

Safe, low-strength, high-efficiency exercise suitable for the elderly Great effects of demetia prevention and Rehabilitation of stiff and frozen shoulders Even aged grandmothers can participate in the sport, leading to forming the stage of communication. furthermore, Expected to improve health and reduce medical costs in the aging age. Recognized as the best indoor sport in halls for the aged by Korean Senior Citizens Association.

노인한궁대회의 효과 | Effects of Hangung competition for the elderly

한궁대회는 200~2,000여 명의 선수들이 직접 참여하는 스포츠로, 지자체장과 국회의원 등의 참여로 노인회의 위상을 높일 수 있다. 경로당 내 지속적인 운동으로 건강증진효과가 크며, 노인한궁지도자 육성 및 노인 한궁강사 등 노인 일자리를 창출 한다.

]The sport in which 200 to 2,000 players get involved directly Raising the status of the Korean Senior Citizens Association due to participation of celebrities such as local Government heads and members of the National Assembly. Highly effective in the promotion of health in halls for the aged, due to continuous exercise. In the sport, Bringing up Hangung's aged leaders and creating jobs for aged Hangung instructors.

노인건강 유지 및 재활 운동 | Preservation of the elderly's health and rehabilitation exercise

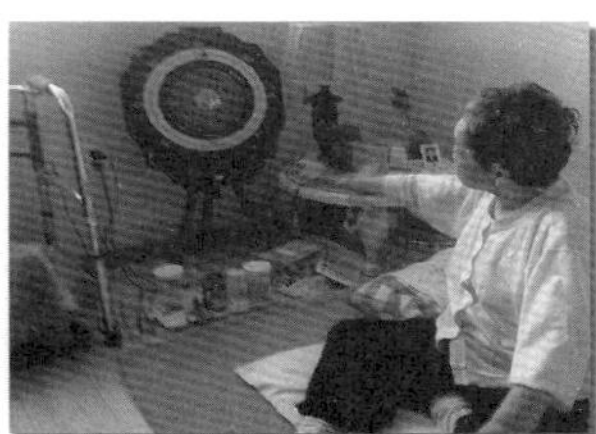

노인의 재활 운동
(rehabilitation of elderly)

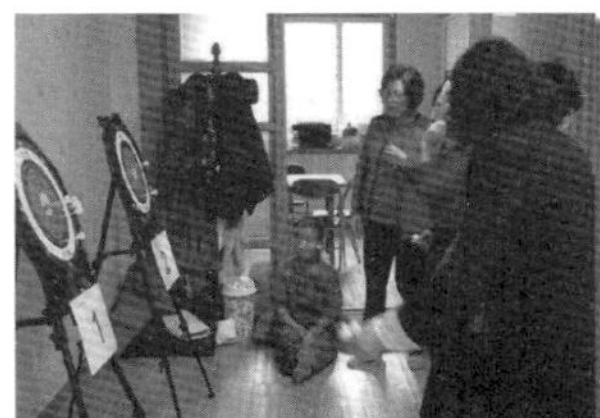

경로당 운동
(Exercises at Senior Center)

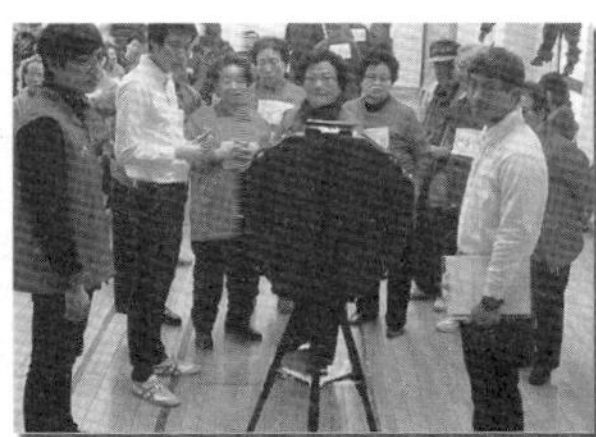

경로당 한궁 대회
(Hangung Competition at Senior Center)

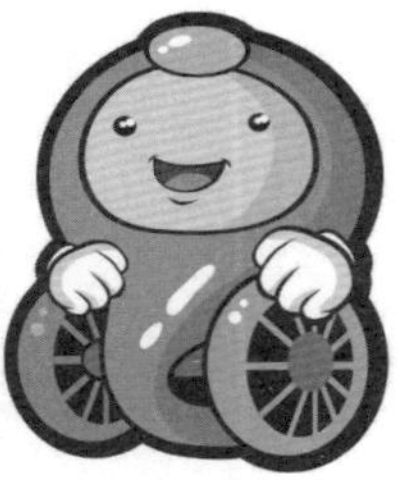

장애인의 대표적인 생활체육 | Representative sport for all for the disabled

한궁은 모든 장애인과 일반인이 함께 즐길 수 있는 세계적인 국민 스포츠이다.
Hangung is a worldwide national sport that makes it possible for ordinary people and the handicapped to enjoy together.

지체장애인의 경우 | For the physically handicapped

양 팔이 없거나 심각한 장애가 있는 경우를 제외하고는 모든 장애인이 한궁대회에 참여가 능하다.

All the physically handicapped, except those who have no both arms or both hands or are significant trouble In the fuction of both hands or arms, can participate in Hangung competitions.

시각장애인의 경우 | For the visually handicapped

부저 등 위치를 알려주는 장치와 봉사자(보조자, 가족)와 2인 1조로 한궁대회에 참여한다.
The visually handicapped who have location-informing devices such as buzzer and a volunteer(assistant of family) can participate in Hangung competitions as a pair of players.

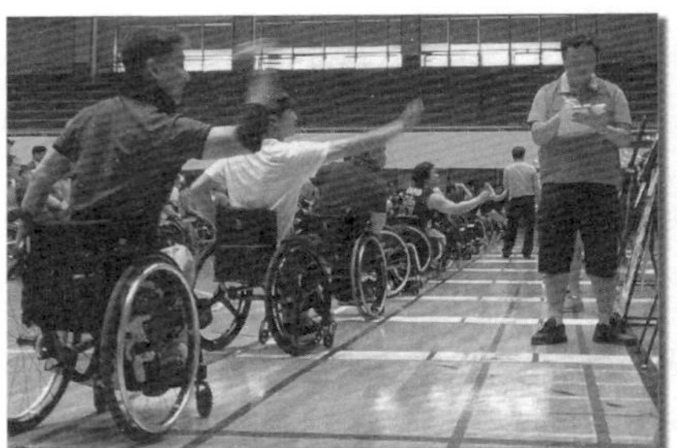

뇌병변장애인의 경우 | For those who have a brain lesion

투구거리를 1~2m로 하여 봉사자(보조자, 가족)와 2인 1조로 한궁대회에 참여한다.
The can participate in Hnagung competitions by making the pitching distance 1 to 2m and teaming up with a volunteer (assistant of family) as a pair of players.

정신장애인의 경우 | For the medically disordered

봉사자(보조자,가족)와 2인1조로 한궁대회에 참여한다.
They can participate in Hangung competitions by teaming up with a volunteer (assistant or family) as a pair of players because Hangung pins are safe.

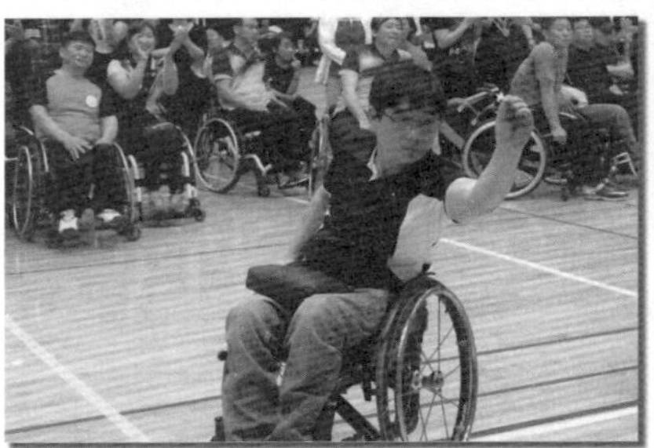

한궁 장애인의 대표적인 생활체육! 왜? | Representative sport for all for the disabled! Why?

기존의장애인 체육은 장애유형에 따른 스포츠와 전문선수만 참여하는 엘리트 체육이 대부분이다. 때문에 일반적으로 장애를 가진 어린이, 여성, 노인등을 장애인 체육에서 소외되어왔다. 한궁은 휠체어 장애인 등 한 손만 있어도 일반인과 동등하게 한궁대회를 할 수 있는 세계유일의 스포츠이다.
The existing physical education is mostly sports according to disability types and elite physical education In which professional players alone participate. Ordinary disabled children, women with disabilities, and alienated groups have been excluded form Sports for the disabled. Hangung is the only sport in the world for the disabled in a wheelchair to be able to play with one Hand equally with ordinary persons.

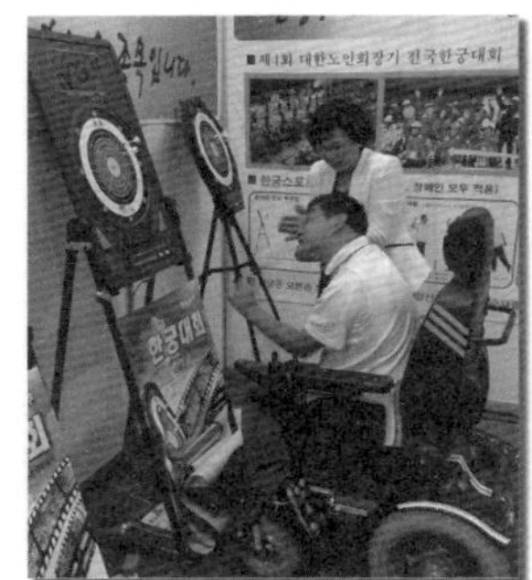

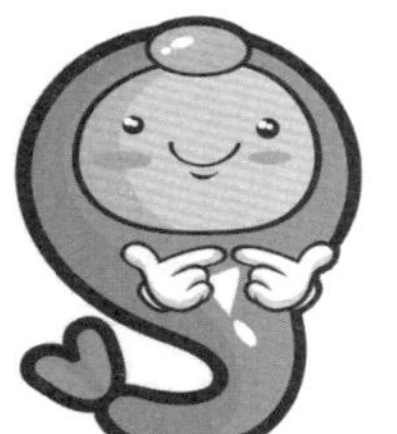

초등학교 및 여학생 학교체육 | Physical education for elementary schoos and girl students

한궁은 남녀 유치원생, 초 · 중 · 고등학생이 다 함께 할 수 있는 양손운동으로 좌뇌와 우뇌의 활성화, 유연성과 평형성을 증진시키는 한국에서 창시된 세계적인 생활체육종목이다.

Hangung as a new, Korea-native sport is a sport for students in elementary, minddle and high schools to use both hands and play together safely, and is a worldwide sport for all to improve the activation of the right and left brain, and the flexibility and balance of the body.

유치원생의 경우 | For Kindergarten children

한궁은 유치원 체육으로서 안전하고 몸에 무리가 없으며 뇌의 발달과 운동적응력을 키우고 몸의 균형을 위한 운동으로 적합하다.

Kindergarten PE should be safe, do not overstrain the body of children,and be a suitable sport to develop the brain, increase the adaptability of exercises, and maintain the balance of the body.

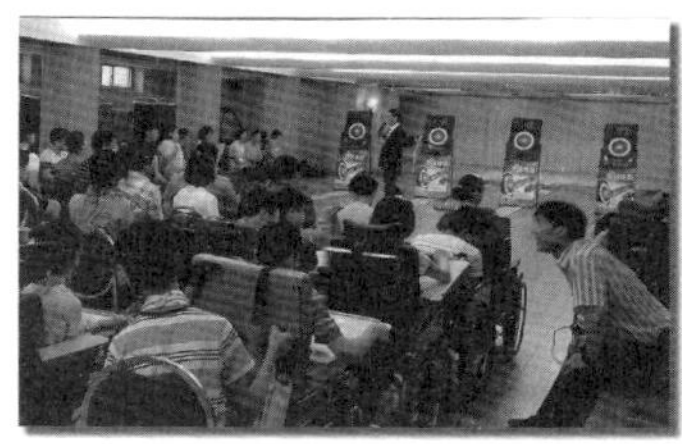

초등학생의 경우 | For elementary students

운동부족과 앉고 서고 운동하는 자세가 중요하다. 학생의 신체특성에 맞춰 2인 1조로 하여 한궁대회 진행 한다.

It is important for students to remove lack of exercise and maintain the posture of sitting, standing, and working out. and Hangung makes it possible for them to participate in Hangung competitions as a pair of players whose physical   conditions match well with each other.

중 · 고등학생의 경우 | For middle and high school students

남녀학생이 같이 할 수 있는 운동이 거의 없는 것이 현실이다. 한궁은 근력보다는 유연성과 집중력으로 하는 스포츠이기 때문에 남녀의 구별 없이 대회를 진행 할 수 있고, 반 전체가 참여하여 단체전, 혼성전, 개인 전 등 다양하게 운동 할 수 있다.

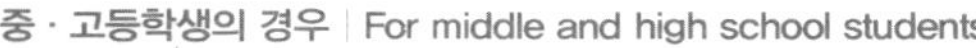

The reality is that there is almost few sport for boy and girl students to play together due ro coeducation, and that some new sports deal with such coed games. Hangung is a sport played with flexibility and concentration rather strength, so it enabeles people of both various manner as individual, group, mixed competition.

여학생 체육으로 최고! | Most suitable for girls'physical education!

한궁은 여학생이 교복을 입고 운동을 가능하게하여 체육에 대한 거부감을 줄이고, 스포츠예대한 자신감과 운동 및 학습 집중력을 키울 수 있다. 또한 단체전을 통해 학우들 간 화합을 이뤄 활기찬 학교생활에 도움이 된다.

Hangung contributes to maintaining vibrant school life by making it possible for girl students tc reduce the resistance to physical education through workout in school uniform, increase confidence in sports and corcentration on sports and learning through execise of both hands, and achieve harmony through group competition.

청소년수련원에서의 한궁프로그램 | Hangung programs at youth centers

한궁의 올바른 교육을 통해 학생들에게 고도의 집중력, 몸의 좌우 균형, 유연성을키워 개인건강관리 및 학교 체육의 적극적인 참여를 기대할 수 있다 .

Hangung programs at youth centers students are expected to manage their pesonal health care and participate actively in school physical education through Hanging's correct education by culturing their ability to concentrate highly, the balance of the right and left of the body, and the flexibility thereof.

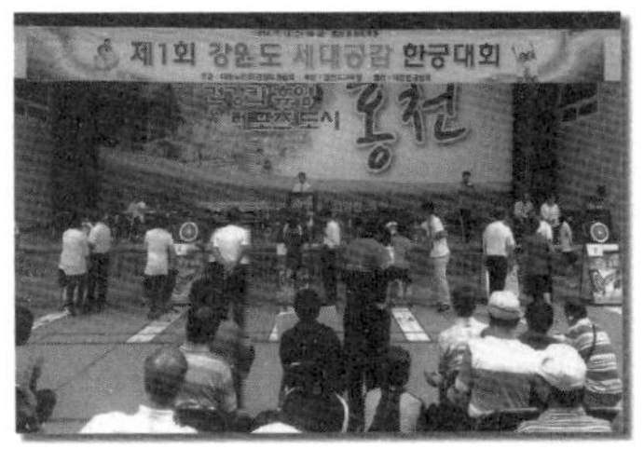

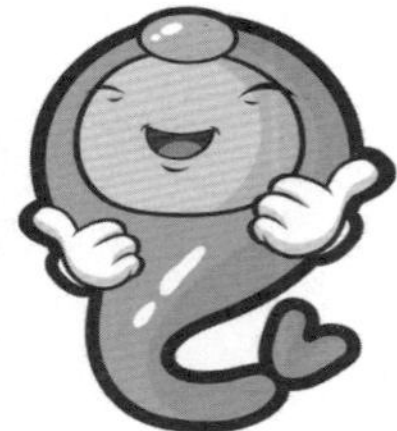

사제공감 한궁대회 | Hangung Contest for Teachers and Students

청소년들의 건전한 인성교육과 창의성 개발을 목적으로 한궁대회 형식의 체험을 통해 청소년에게 스포츠를 통한 인성교육의 새로운 방향을 제시할 수 있다. 학생들과 선생님이 함께 참가하는 사제공감 한궁대회를 통해 스승과 제자 간의 배려, 소통, 협동의 인성의 장을 만들 수 있다.

Young people participate in Hangung contest to enhance their character and creativity. Hangung provides a new direction for character education for people through sports game. Teachers and students compete together in Hangung contest to learn caring, communication and cooperation.

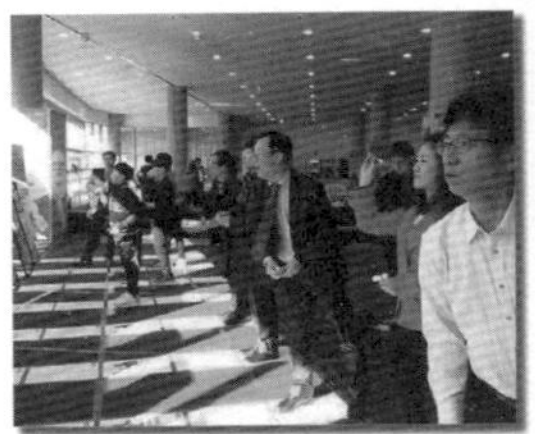

창의 · 인성 박람회 : 사제공감한궁대회
(Creativity and Character Expo :
Teacher and Student Hangung Contest)

장애공감 한궁대회 | Hangung Contest for People with Disability

장애인과 비장애인 간의 한궁대회를 통해 장애인들의 빠른 재활과 자신감을 높여 사회에 대한 적응을 유도할 수 있고, 장애인과 비장애인의 벽을 넘어 서로를 이해하고 화합할 수 있다. 경기는 투구거리와 한궁보드의 높이조절을 통해 장애인과 비장애인 간 팀을 이뤄 진행 할 수 있다.

Normal people and people with disability compete together in Hangung contest, which facilitates faster rehabilitation and enhanced confidence. This way, people with disability can better adapt to society and both normal people and people with disability can raze the barrier that stands between them. The contest adjusts shooting distance and the height of Hangung board so that normal people and people with disability can compete and cooperate together.

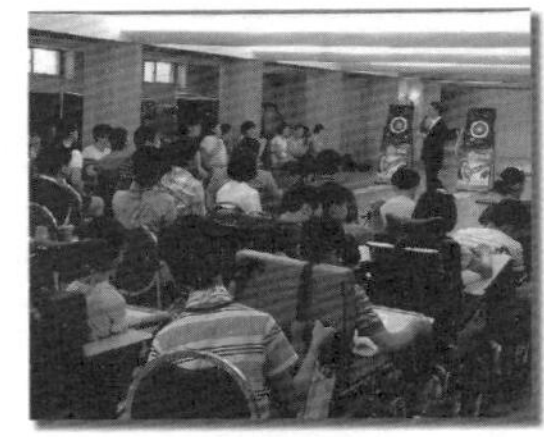

장애 공감 한궁대회
(Hangung Contest for People with Disability)

세대공감 한궁 대회 | Generational sympathy Hangung competition

세대공감 한궁 대회는 세대간 소통 및 공감의 장으로서 위해 할아버지, 할머니, 아버지, 어머니, 손자, 손녀가 한 팀을 이뤄 경기를 진행한다. 3세대가 함께 할 수 있는 세대공감 한궁대회는 가족들의 새로운 여가 문화로서의 기능은 물론 자녀들과 할아버지, 할머니 간의 격대교육의 기회를 제공한다.

Generational sympathy Hangung competition is a great opportunity for inter-generational communication. Grandparents, parents and children can play as a team in the competition. Three generations can play as a team in Generational Hangung contest. It is a great opportunity for new leisure culture and provides educational opportunity for both children and grandparents.

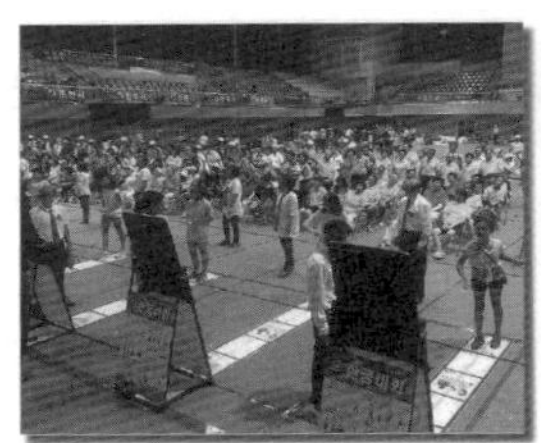

세대 공감 한궁대회
(Generational sympathy Hangung competition)

다문화, 재외국인 한궁대회 | Hangung Competition for Multicultural Family and foreigner

연간 국제결혼을 하는 경우가 2만 건이 넘는다. 점차 다문화 가정이 늘어가는 상황에서 한궁대회를 통해 서로 다른 언어와 문화를 가진 사람들 사이에서 소통할 수 있는 기회를 제공한다. 한궁은 규칙이 간단하여 언어가 다른 남녀노소의 사람들도 단체전, 혼성전, 가족대항, 개인전 등 다문화 가정 한궁대회에 참가 할 수 있다. 부모와 자녀가 한 팀이 되는 가족 한궁대회는 가족의 결속력을 높이는데 큰 역할을 한다.

There are more than 20,000 multicultural couples getting married each year. With increase in number of multicultural family, host Hangung contests to provide opportunities for people with different language and cultural backgrounds to communicate effectively.Hangung has a simple rule. Therefore, people with different languages, gender and age can participate in multicultural family Hangung contest in group, mixed-gender, family and individual competition. Parents and children can play as a team in Hangung contest and can play an important role in consolidating family spirit.

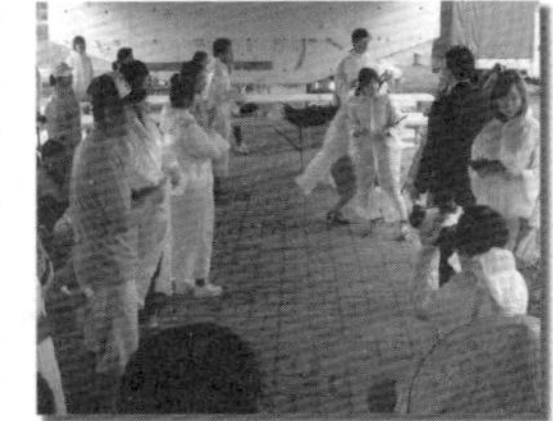

다문화 공감 한궁대회
(Hangung Competition for Multicultural Family)

대한민국의 국기로 세계 206개 국에서 약 9,000만 명에게 보급된 태권도와 한국에서 창시된 한궁을 접목하여 전 세계에 보급하는 것을 목적으로 한다. 태권도 교육 프로그램에 집중력 향상을 위한 한궁을 추가하거나, 자체 승급심사에 관원 가족간 한궁 대회를 열어 관원 가족 화합 이끌 수 있으며 실시하는 체육관 학부모들의 호응이 좋다.

현재 태권도와 한궁을 접목시킨 프로그램이 청소년의 정서적 안정과 집중력 향상에 도움이 된다는 연구결과가 있다. 한궁프로그램을 사용하는 태권도장은 일반 타 도장과의 차별성을 얻을 수 있으며, 과원들은 한궁 운동을 통해 집중력 향상, 정서적 안정, 양 손 사용으로 인한 양뇌 발달이 되며 한궁 경기를 통한 재미를 느낄 수 있다.

Taekwondo started in Korea and it is today practiced by 90 million people in 206 countries. The goal is to incorporate Hangung to Taekwondo and spread it across the world. Hangung can be added to Taekwondo program to improve concentration or Hangung contest can be held among club members for level test to induce camaraderie among cl

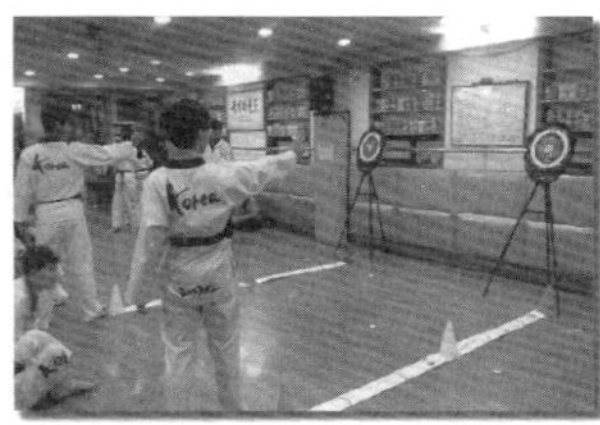 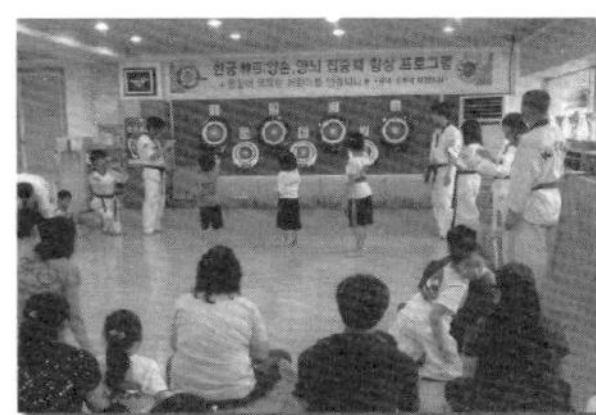 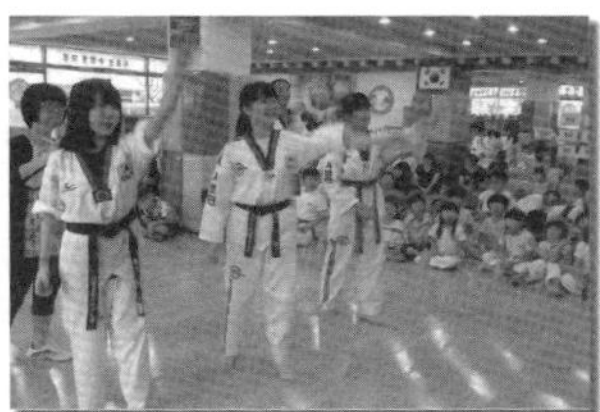

국내 지역 이벤트 행사만 연간 1,100여 개가 개최된다. 지역 이벤트 행사에 참여형 이벤트인 한궁 대회를 접목 시켜 한궁의 보급은 물론, 지역 이벤트 행사의 활기를 더해준다. 한궁 전통생활체육 종목을 박람회, 전시회, 지역축제, 문화 및 스포츠 이벤트, 판촉 등 국가 지자체, 기업, 단체가 개최하는 각종 이벤트에 접목하여 이벤트 관련 산업의 진흥과 한궁을 전통 생활체육으로 정착시키고, 전세계로 보급한다.

About 1,100 events are held annually in Korea alone. Hangung contest can be incorporated into local community events, which help spread Hangung and energize the event as well.Hangung contest can be added as a separate category in expo, exhibition, local festivals, cultural and sports events and promotion hosted by local government, corporations and organizations. It helps to promote industry as well as establish Hangung as everyday athletic sports and spread it across the world.

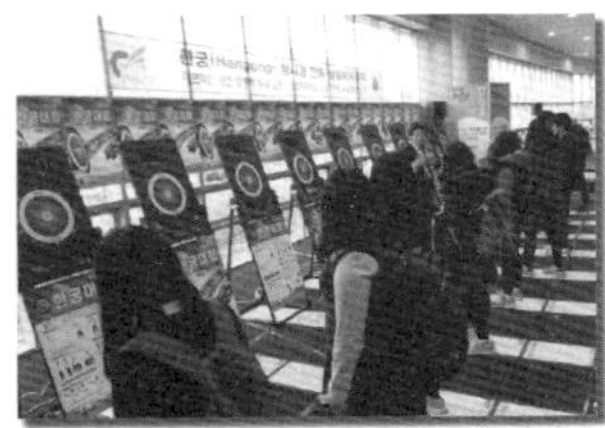

창의인성박람회
(Creativity and Character Expo.)

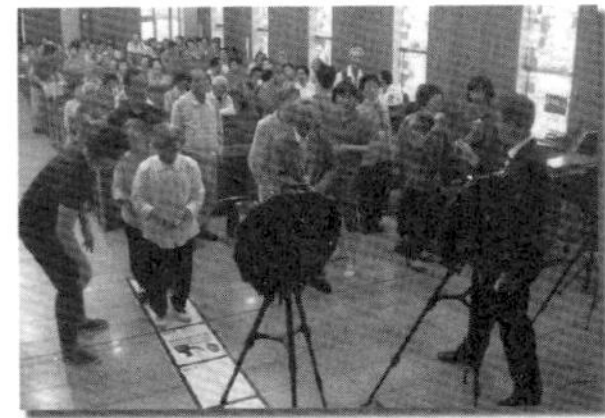

종교단체 노인 운동
(religious group exercise for the elderly)

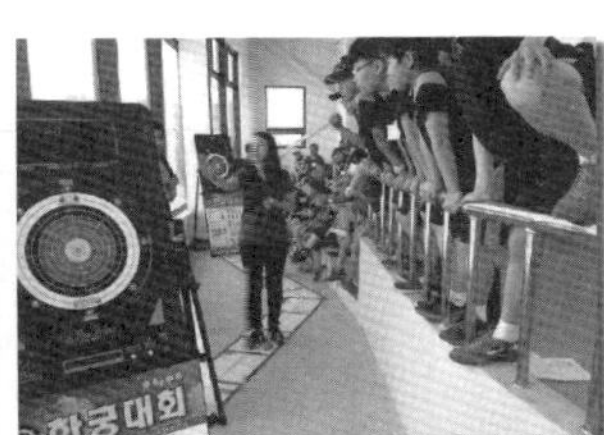

초등학교 행사 한궁 대회
(Event at elemetary school)

세계 한궁협회는 지역사회에서 한궁의 교육과 보급을 할 한궁 지도자 및 심판 연수프로그램을 진행한다. 나이, 성별, 장애 여부에 상관없이 의지와 열정이 있다면 자격 취득이 가능하기 때문에 노인들의 일자리창출에도 기여하고 있다. 한궁 심판 및 지도자 자격은 유효기간이 2년이며, 기간 내에 지속적인 보수교육을 받아야 한다.

※ 2014년 12월 기준으로 600여 명의 지도자와 2,000여 명의 심판과 지도자들이 연간 150여 회의 한궁대회를 담당하고 있다.

World Hangung Association conducts leader and referee training programs to facilitate education and propagation of Hangung in local community. Regardless of age, gender and disability, it is possible to acquire a license if you have will and passion. As a result, it is contributing to creating jobs for elderly. The effective date for referee and leader license for Hangung is 2 years. Continuous training is required during the 2 years. As of December, 2014, there are 600 Hangung leaders and 2,000 Hangung referees, who are responsible for about 150 Hangung contests a year.

한궁 심판 민간자격 검정 기준 | Test criteria for Hangung referee

종목 (Category)	등급 (Level)	검정기준 (Test criteria)
심판 자격증 (Referee License)	1급 (Grade 1)	• 한궁의 기본을 이해하고 공식 한궁대회 기획 · 운영할 수 있는 자. • 공식경기 10회 이상 심판으로 참여한 자. • 10세트 평균 65점 이상, 양손편차 20%이하의 실기점수를 기록한 자. • A person who understands basic rules of Hangung and can plan/run official Hangung contests. • A person who participated in more than 10 times in official game. • Skill scores of 65 and above in 10 sets and right-left hand differential of 20% and below.
	2급 (Grade 2)	• 한궁의 기본을 이해하고 협회에서 규정한 자세와 규칙을 숙지하고, 한궁대회를 운영할 수 있으며 3급 심판을 관리할 수 있는 자. • 공식경기 2회이상 심판으로 참여한 자. • 10세트 평균 60점 이상, 양손편차 30%이하의 실기점수를 기록한 자. • A person who understands basic rules of Hangung, including postures and regulations specified by the association, can manage grade 3 level refereeing and run hangung competitions. • A person who refereed two or more games in official Hangung contest. • Skill scores of 60 and above in 10sets/right-left hand differential of 30% or below
	3급 (Grade 3)	• 한궁의 기본을 이해하고 협회에서 규정한 자세와 규칙을 숙지하고, 한궁대회에 적용할 수 있는 자. • 10세트 평균 55점 이상, 양손편차 40%이하의 실기점수를 기록한 자. • A person who understands basic rules of Hangung, including postures and regulations specified by the association, and apply them to Hangung contests. • A person who has 55 points and above in 10 set, right-left hand differential below 40%,

한궁 지도자 민간자격 검정 기준 | Test criteria for Hangung Leader

종목 (Category)	등급 (Level)	검정기준 (Test criteria)
지도자 자격증 (Leader License)	1급 (Grade 1)	• 한궁의 기본을 이해하고 한궁의 발전 방향을 제시할 수 있는 기준을 숙지하고 있는 자. • 공식경기 10회 이상 심판으로 참여 하였거나, 연수생을 20명 이상 지도한 자. • 10세트 평균 65점 이상, 양손편차 20%이하 의 실기점수를 기록한 자. • A person who understands basic rules of Hangung and can suggest direction for growth of Hangung. • Participated in 10 or more official games as referee or taught more than 20 students. • Skill score of average 65 points and above in 10 sets and right-left hand differential of 20% and below.
	2급 (Grade 2)	• 한궁의 기본을 이해하고 협회에서 규정한 자세와 규칙을 숙지하고, 연습 결과를 KHCard로 활용할 수 있는 기준을 숙지하고 있는 자. • 10세트 평균 55점 이상, 양손편차 40%이하 의 실기점수를 기록한 자. • A person who understands basic rules of Hangung, including postures and regulations specified by the association, can apply the training results using KHCard. • A person who has 55 points and above in 10 set, right-left hand differential below 40%
	3급 (Grade 3)	• 한궁의 기본을 이해하고 협회에서 규정한 자세와 규칙을 숙지하고, 연습 결과를 KHCard로 활용하여 분석할 수 있는 기준을 숙지하고 있는 자. • 공식경기 2회 이상 심판으로 참여 하였거나, 연수생을 지도한 자. • 10세트 평균 60점 이상, 양손편차 30%이하의 실기점수를 기록한 자. • A person who understands basic rules of Hangung, including postures and regulations specified by the association, can apply the training results using KHCard. • Attended two or more official games as referee or taught students before. • Score of 60 and above in 10 sets, right-left hand differential of 30% and below.

국가별 한궁협회 설립 방법

세계한궁협회 가입신청서 정관, 조직도 제출 및 신청비 송금
세계한궁지도자 100명 자격증 신청서 및 신청비 송금
인 한궁대회용품 100세트 신청z서 및 구입비 송금

↓

공인 한궁대회용품 100세트 현지도착

↓

세계한궁 지도자 100명 현지 방문 교육 및 한궁대회

↓

국가별 한궁 협회기 및 자격증 발송

↓

국가별 한궁협회 설립 완료

Establish overseas Hangung office

Submit application for World Hangung Association, charter and organization chart & send application fee
Application for 100 licenses for World Hangung Leaders & send application fee
Application for 100 sets of official Hangung contest products & send equipment fee

↓

Official Hangung equipment (100 sets) received

↓

100 World Hangung Leaders visit, train and host Hangung contest

↓

Send Hangung Association Flag and licenses to each country

↓

Completed establishment of Hangung Association in each country

한궁 심판지도자 조직위원회 : 대한민국 Hangung Referee Leader Organizational Committee: Republic of Korea

시 · 군 · 구 위원회 구성
- 시 · 군 · 구 한궁심판 지도자 40명 보유
- 시 · 군 · 구 한궁위원장, 고문, 부위원장, 위원 조직구성
- 시 · 군 · 구 심판지도자 조직위원장 승인 신청서 제출
- 시 · 군 · 구 위원장 입회비 20만원, 위원 :
  CMS 후원금 1만원/월
- 시 · 군 · 구 조직위원장 승인

시 · 도 위원회 구성
- 시 · 도 한궁심판 지도자 100명 이상
- 시 · 도 한궁위원장, 고문, 부위원장, 위원 조직구성
- 시 · 도 심판지도자 조직위원장 승인 신청서 제출
- 시 · 도 위원장 입회비 40만원, 위원 :
  CMS 후원금 1만원/월
- 시 · 도 조직위원장 승인

Municipal/County/Province Committee
- Has 40 Hangung municipal/country/provincial referee leaders
- Municipal/county/provincial Hangung organization committee, counselors, vice principals and organizational commitee
- Submit approval application for municipal/county/ provincial referee leaders organizational commitee
- 200,000 won for joining fee for municipa/county/ provincial committee chair, committee member : 10,000 won in CMS support
- Approved chair for municipal

County/Provincial organizational committee
- 100 or more municipal and provincia Hangung referee leaders.
- Municipal, provincial Hangung organization committee, counselors, vice principals and organizational commitee.
- Submit approval application for municipal, provincial referee leaders organizational commitee.
- 400,000 won for joining fee for municipal/provincial committee chair, committee member : 10,000 won in CMS support
- Approved chair for municipal.
- Approved chair for municipal

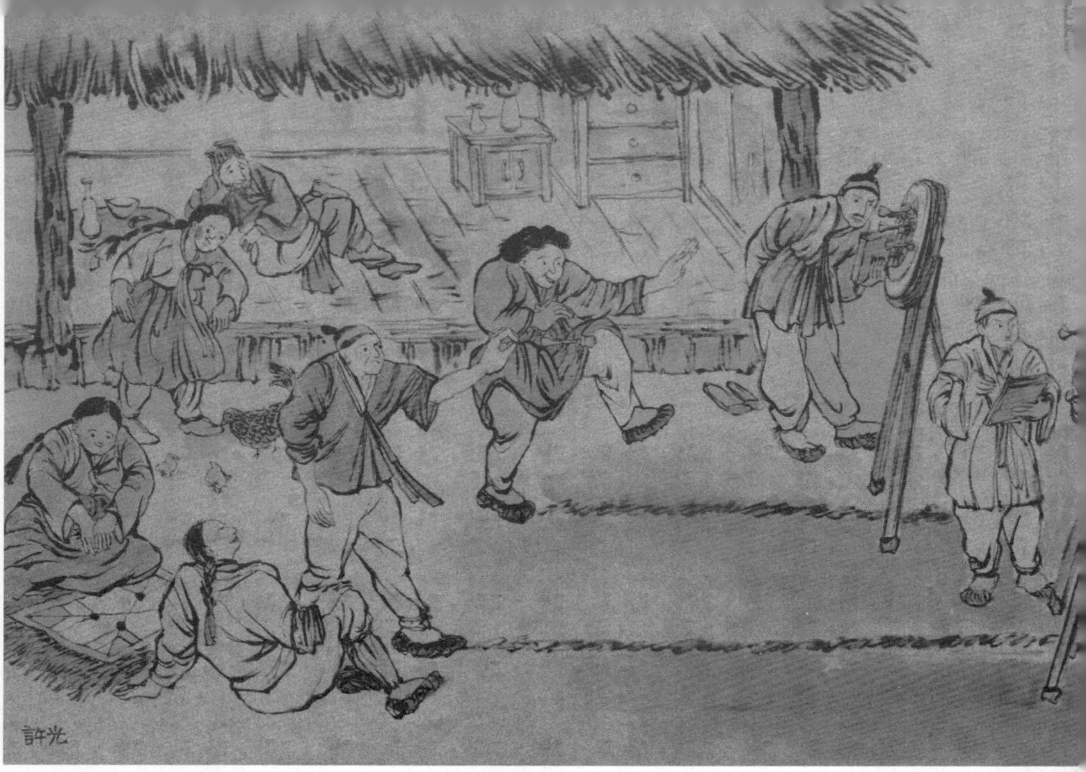

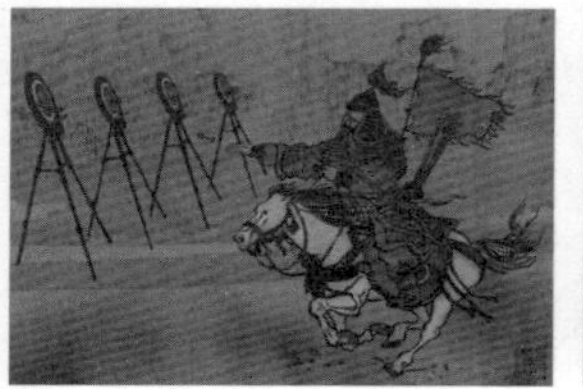
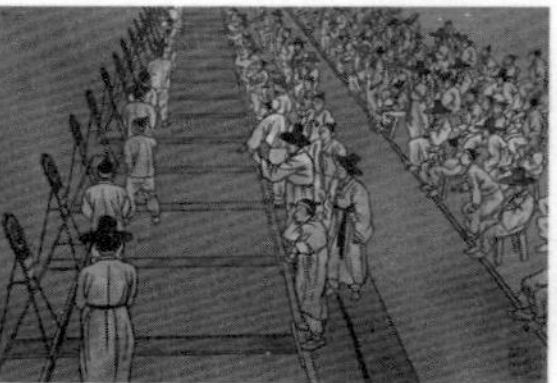
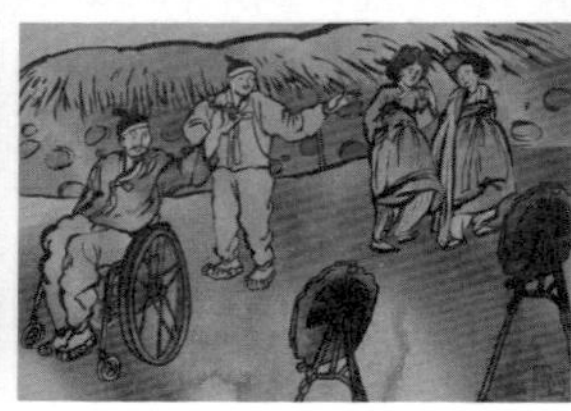
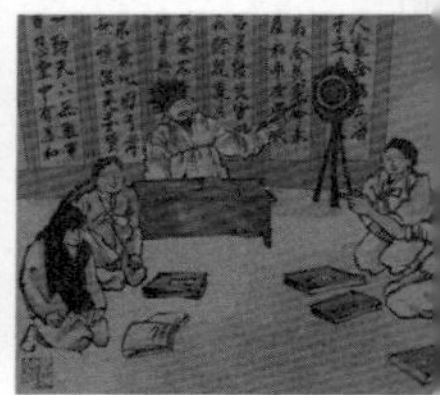

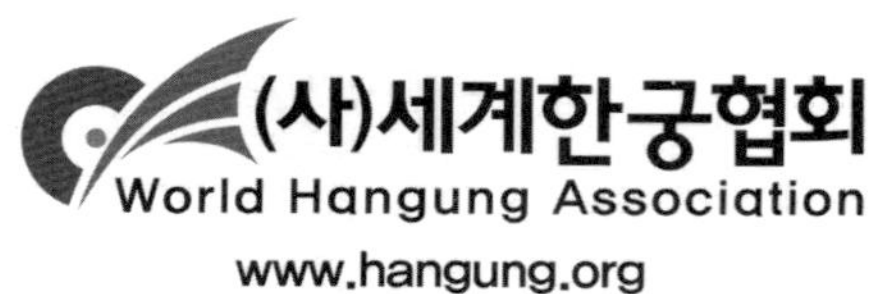

주소 경기도 안산시 단원구 광덕대로 151 전화031-487-3171 팩스031-487-3169 이메일handarchery@naver.com
AD. 151, Gwangdeok-daero, Danwon-gu, Ansan-si, Gyeonggi-do, Korea T.+82-31-487-3171 F.+82-31-487-3169 E.handarchery@nave